華志文化

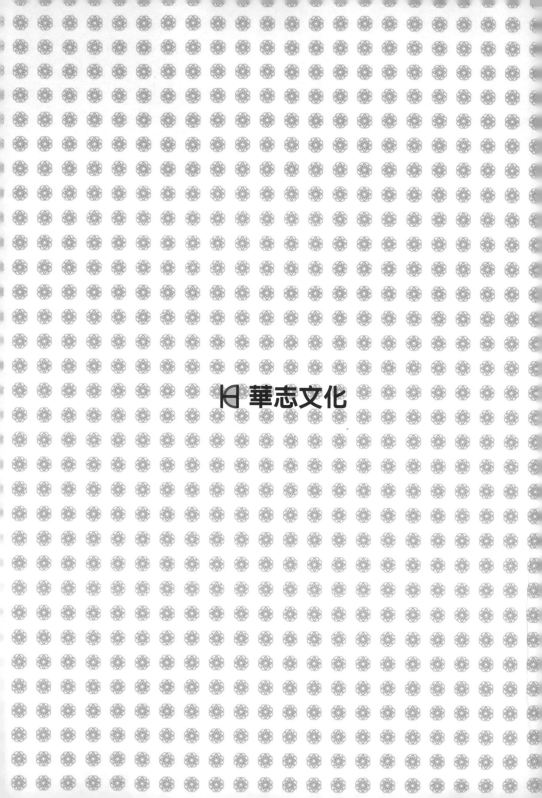

老年人

老年疾病的最佳照護

常見疾病防治
與用藥安全

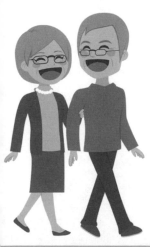
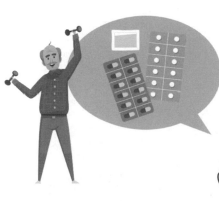
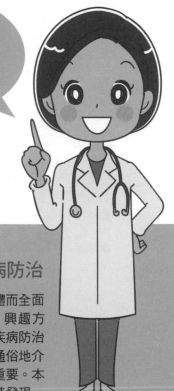

彭啟明醫師◎編著

■心理保健 ■身體鍛鍊 ■季節養生
■養生食譜 ■安全用藥 ■老年常見疾病防治

本書主要從養生常識出發、對老年人的養生進行較為具體而全面的介紹，內容包括先養心（情緒方面）、老有所樂（興趣方面）、運動養生、飲食、不同季節的養生之道以及常見疾病防治與用藥安全。是藥三分毒——老年人需安全合理用藥，通俗地介紹了藥物不良反應發生的機制，對於患者安全用藥十分重要。本書能使中老年患者對藥物不良反應有一定瞭解，以便及時發現。

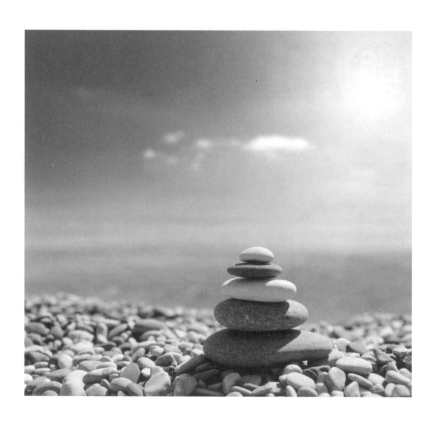

＊序言：老年人常見疾病防治與用藥安全

　　本書主要從心理保健、身體鍛鍊、季節養生、養生食譜、安全用藥、老年人常見疾病防治等養生常識出發、對老年人的養生進行較為具體而全面得介紹，內容包括先養心（情緒方面）、老有所樂（興趣方面）、運動養生、飲食、不同季節的養生之道以及常見疾病防治與用藥安全。本書系統介紹老年人常見疾病的防治與用藥安全，是專門為老年人編寫的。它用介紹了多種老年人常見疾病的危險信號、導致因素、相關知識、預防措施及簡單運動療養方法。

　　這些疾病包括：

1　老人冠心病

2　老年糖尿病

3　老人腦腦中風

4　老人高血壓病

5　老年高脂血症

6　老年慢性支氣管炎

7　老年慢性支氣管炎

8　老年外陰瘙癢症

9　老年性陰道炎

10　老年子宮脫垂

　　本書以深入淺出、通俗易懂的文字，為老年們介紹了常見疾病的基本知識，以及預防、治療、日常護理、飲食調養等方面內容，有助於讀者早瞭解、早預防、早發現、早治療。本書為讀者提供了能量及營養素；為患者提供了合理的飲食，利於日常飲食中靈活運用。為不同疾病的患者在臨床治療中提供了常用的營養治療原則及方法。只有採取科學、平衡的飲食治療才能夠達到早日康復及治癒的目的。將此書獻給老年朋友，祝老年朋友健康、長壽、活的平安。

目錄

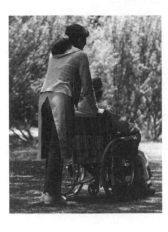

第一章：常見老年高發疾病與防治

第一章：常見老年高發疾病與防治

第一節：冠心病的預防和治療

一、冠心病的臨床症狀

　　心臟病是心臟疾病的總稱，它可分為風濕性心臟病、先天性心臟病、冠心病、心肌炎等各種心臟病。也就是說，冠心病屬於心臟病的一個分支，它們是從屬關係。

　　冠心病又稱為缺血性心臟病，是由於冠狀動脈粥樣硬化造成血管狹窄、閉塞，影響冠狀動脈循環血流，引起心肌缺血的一種心臟病。

　　臨床可見胸部悶痛，甚則胸痛徹背，短氣、喘息不得臥。輕者僅感胸悶如窒，呼吸欠暢；重者則有胸痛，嚴重者心痛徹背，背痛徹心。中醫認為冠心病的發生多與寒邪內侵，飲食不當，情志失調，年老體虛等因素有關。其病機有虛實兩方面：實為寒凝，氣滯，血瘀，痰阻，痹遏胸陽，阻滯心脈；虛為心脾肝腎虧虛，功能失調。在本病的形成和發展過程中，大多先實而後致虛，亦有先虛而後致實者。冠心病有五型，分別有如下臨床症狀。

　　1 心絞痛型：

　　表現為胸骨後的壓榨感、悶脹感，伴隨明顯的焦慮，持續 3 ～ 5 分鐘，常發散到左側臂部、肩部、下頜、咽

喉部、背部，也可放射到右臂。有時可累及這些部位而不影響胸骨後區。用力、情緒激動、受寒、飽餐等增加心肌耗氧情況下發作的稱為勞力性心絞痛，休息和含化硝酸 油可緩解。有時候心絞痛不典型，可表現為氣緊、暈厥、虛弱、噯氣，尤其在老年人。根據發作的頻率和嚴重程度分為穩定型和不穩定型心絞痛。穩定型心絞痛指的是發作 1 個月以上的勞力性心絞痛，其發作部位、頻率、嚴重程度、持續時間、誘使發作的勞力大小、能緩解疼痛的硝酸 油用量基本穩定。不穩定型心絞痛指的是原來的穩定型心絞痛發作頻率、持續時間、嚴重程度增加，或者新發作的勞力性心絞痛（發生 1 個月以內）或靜息時發作的心絞痛。不穩定性心絞痛是急性心肌梗塞的前兆，所以一旦發現應立即到醫院就診。

2 心肌梗塞型：

梗塞發生前 1 週左右常有前驅症狀，如靜息和輕微體力活動時發作的心絞痛，併有明顯的不適和疲憊。梗塞時表現為持續性劇烈壓迫感、悶塞感，甚至刀割樣疼痛，位於胸骨後，常波及整個前胸，以左側為重。部分患者可延左臂尺側向下放射，引起左側腕部、手掌和手指麻刺感，部分患者可放射至上肢、肩部、頸部、下頜，以左側為主。疼痛部位與以前心絞痛部位一致，但持續

11

更久，疼痛更重，休息和含化硝酸 油不能緩解。有時候表現為上腹部疼痛，容易與腹部疾病混淆。併有低熱、煩躁不安、多汗和冷汗、噁心、嘔吐、心悸、頭暈、極度乏力、呼吸困難、瀕死感，持續 30 分鐘以上，常達數小時。發現這種情況應立即就診。

3 無症狀性心肌缺血型：很多患者有廣泛的冠狀動脈阻塞卻沒有感到過心絞痛，甚至有些患者在心肌梗塞時也沒感到心絞痛。部分患者在發生了心臟性猝死，常規體檢時發現心肌梗塞後才被發現。部分患者由於心電圖有缺血表現，發生了心律不整，或因為運動試驗陽性而做冠脈造影才發現。這類患者發生心臟性猝死和心肌梗塞的機會和有心絞痛的患者一樣，所以應注意平時的心臟保健。

4 心力衰竭和心律不整型：部分患者原有心絞痛發作，以後由於病變廣泛，心肌廣泛纖維化，心絞痛逐漸減少到消失，卻出現心力衰竭的表現，如氣緊、水腫、乏力等，還有各種心律不整，表現為心悸。還有部分患者從來沒有心絞痛，而直接表現為心力衰竭和心律不整。

5 猝死型：指由於冠心病引起的不可預測的突然死亡，在急性症狀出現以後 6 小時內發生心臟驟停所致。

主要是由於缺血造成心肌細胞的生理活動異常，而發生嚴重心律不整導致。

二、冠心病發病的因素

冠心病是老年人中的一種常見疾病，其發病的成因主要來自以下幾個方面。

1年齡與性別：40歲後冠心病發病率升高，女性停經期前發病率低於男性，停經期後與男性相等。

2高脂血症：除年齡外，脂質代謝紊亂是冠心病最重要的預測因素。總膽固醇（TC）和低密度脂蛋白膽固醇（LDL－C）水平與冠心病事件的危險性之間存在著密切的關係。LDL－C水平每升高1％，則患冠心病的危險性增加2％～3％。三酸 油是冠心病的獨立預測因數，往往併有低HDL－C和糖耐量異常，後兩者也是冠心病的危險因素。

3高血壓：高血壓與冠狀動脈粥樣硬化的形成和發展關係密切。收縮期血壓比舒張期血壓更能預測冠心病事件。40～149毫米汞柱的收縮期血壓比90～94毫米汞柱的舒張期血壓更能增加冠心病死亡的危險。

4抽菸：抽菸是冠心病的重要危險因素，是唯一最可避免的死亡原因。冠心病與抽菸之間存在著明顯的用

量與反應關係。

4糖尿病：冠心病是未成年糖尿病患者首要的死因，佔糖尿病患者所有死亡原因和住院率的近80%。

5肥胖症：已明確為冠心病的首要危險因素，可增加冠心病死亡率。肥胖被定義為體重指數?BMI＝體重（公斤）/身高（公尺）的平方，在男性27.8，女性27.3。BMI與TC（血清總膽固醇）、TG（甲狀腺球蛋白）增高，HDL-C下降呈正相關。

6生活方式：不愛運動的人冠心病的發生和死亡危險性將增高。

三、老年人冠心病患者飲食預防

不好的飲食習慣和不合理的膳食結構與「現代病」的發生密切相關。根據大規模的人群調查證實，不合理的膳食結構和繼發性載脂蛋白異常是引起動脈粥樣硬化（冠心病）的重要因素。1912年俄國學者給家兔餵養高膽固醇食物，造成實驗性動脈粥樣硬化動物模型。結果發現，建立模型過程中，先有血脂的異常升高，繼之發生動脈粥樣硬化病變，這說明不良的飲食習慣可以導致脂質代謝紊亂，從而形成動脈粥樣硬化，導致冠心病的發生。

美國冠心病的發病率和死亡率一度曾上升很快，自20世紀60年代以後，冠心病的發病率和殘廢率卻有大幅度的下降。究其原因，多數學者認為主要歸功於生活方式的改善，即減少膽固醇的攝入和控制抽菸等，從而降低了發生冠心病的危險因素。但在我國，隨著生活水準的提高，由於膳食結構的不合理、抽菸等易患因素的影響，冠心病的發病率和殘廢率呈逐年上升的趨勢。大量流行病學調查資料證實，飲食習慣與冠心病之間有密切關係，平素食高膽固醇食物的人，冠心病的發病率明顯升高。

(一) 冠心病患者的飲食原則

　　從上面的分析，我們可以看出老年人得冠心病與個人的生活習慣有著極為密切的關係，那麼要預防冠心病的發生，在飲食方面的控制極為重要。醫學專家認為，冠心病在飲食方面應當遵循以下原則。

　　第一，控制熱量，保持理想體重。日常生活中一日三餐要有規律，不要過饑或過飽，有一基本的定量，具體定量依據平時飲食習慣。另外要注意食品品種豐富，不可過分單調和偏食。這樣才能做到膳食營養平衡，保持熱能相對平衡。如果併有肥胖症，就要注意控制體重，透過限食及運動相結合使體重降下

來，至少應使體重不再增加。

第二，限制碳水化合物（糖類）的過量攝入，尤其是單雙糖的攝入量。碳水化合物在總熱量中構成比應為55％～70％，是主要的熱能物質。如果大量攝入糖類特別是單雙糖和葡萄糖、蔗糖、麥芽糖等，則易使三酸 油升高，促進動脈粥樣硬化發生。而普通飲食中的穀類、稻米、小麥等所含為多糖，多糖對三酸 油的影響不明顯，並且含大量多糖的穀物常富含膳食纖維，有降低三酸 油和膽固醇的效果。因而，每日主食應以穀米為主，不要過分強調精米細麵，並且要少吃高糖、高脂食品。

第三，限制飽和脂肪酸，增加不飽和脂肪酸。對於脂類的攝入，總的原則是低脂飲食，使脂肪比例僅佔總熱量的15％～25％，其中飽和脂肪酸與不飽和脂肪酸的比值為1:15，膽固醇控制在每日300克內。動物脂肪主要含不飽和脂肪酸，攝入過多可使總膽固醇升高，應加以限制。豆油、菜籽油、芝麻油、花生油、米糠油及魚油等富含不飽和脂肪酸，長期攝入可降低膽固醇及三酸 油水準。這些油具有保護心臟和預防動脈粥樣硬化的作用，可作為機體脂類的主要來源及烹調食物的主要用油。

第四，增加水果蔬菜的攝入，以增加膳食纖維和維生素的攝入。對於冠心病患者來說，每日主食的總量可比健康人少一些，但水果蔬菜不能少。水果蔬菜中含有豐富的膳食纖維和維生素，其中可溶性纖維素具有降血脂和保護血管的作用，維生素C、維生素E、維生素A也能保護心血管，對預防冠心病極為有益。

第五，低鹽及適宜蛋白質。一方面食鹽攝入量與冠心病發病呈正相關，另一方面高血壓與冠心病相伴而行，因而冠心病患者不宜攝鹽過多，每日在8克以下為宜。蛋白質與總熱量構成比為15%～20%，除少量為動物蛋白外，建議增加植物蛋白的攝入，如大豆蛋白質，可產生防治動脈粥樣硬化和冠心病的積極效應。

第六，少量多餐。切忌暴飲暴食，晚餐也不宜吃得過飽，否則易誘發急性心肌梗塞。

第七，禁飲烈性酒。酒精能使心率加快，加重心肌缺氧，故應禁酒。

(二) 冠心病患者的飲食選擇

冠心病是一種老年人常見疾病，在飲食方面自然也要有所節制，有些食物應該多吃，有些食物則應該少吃。

第一類可隨意進食：①穀類，尤其是粗糧如小米、高粱、大豆、小麥。②豆類製品，含有豐富的植物蛋白

質，尤其是大豆，相當於等量魚類、肉類蛋白質的二倍以上，並且它的胺基酸、不飽和脂肪酸等的含量也較一般動植物食品高。③蔬菜，如洋蔥、大蒜、金針、綠豆芽、扁豆芽、冬瓜、韭菜、青椒。④菌藻類，如香菇、木耳、海帶、紫菜等。⑤各種瓜類、水果及茶葉（糖尿病患者應適當限制）。

第二類應適當進食：①瘦肉，包括瘦豬肉、牛肉和家禽肉。②魚類，包括多數河魚和海魚。③植物油，包括豆油、香油、花生油、魚油等。④奶類，包括去脂乳及其製品。⑤雞蛋。

第三類盡量少食或忌食：①動物脂肪，如豬油、牛油、羊油等。②肥肉，包括豬、羊、牛等肥肉。③腦、骨髓、內臟、蛋黃、魚子。④糖、酒、菸、巧克力等。⑤軟體動物及貝殼類動物。

在飲食選擇方面，冠心病老年人也應該選擇低鹽、低脂、低熱量的飲食。①低鹽飲食：一般而言，正常成人每天需要攝入 5 ～ 10 克鹽，但是長期吃鹽過多容易得高血壓，引起心肺衰竭，因此日常生活中冠心病患者應少吃鹽，通常每日鹽攝入控制在 3 ～ 5 克。②低脂飲食：動物脂肪、蛋黃及動物內臟中含有很高的膽固醇。每日食物中膽固醇的攝入量控制在 300mg 以內，限吃動

物脂肪。因為過多食用高脂肪、膽固醇的食品會使血脂升高、血液黏稠度增高，易於血栓形成。③低熱量飲食：正常成人每人每天平均膳食熱量應為 2400 千卡，冠心病患者應控制在 2000 千卡左右，主食每日不得超過 500 克。避免過飽，少食甜食、晚餐宜少，主食也應粗細搭配。因為攝入總熱量過多，超過人體消耗，必然以脂肪的形式存積於體內，形成肥胖症，成為導致冠心病的主要因素之一。

肉、禽、蛋、奶類食品在我們的生活中是十分常見的，冠心病老人該如何選用肉、禽、蛋、奶類食品。冠心病患者選擇肉類的順序依次為魚肉、雞肉、鴨肉、牛肉、豬肉、羊肉。魚肉以海魚為宜，不吃雞皮、鴨皮，不吃動物內臟。蛋類所含的蛋白質都是優質蛋白，蛋黃含蛋白高，容易被人吸收；脂肪存在於蛋黃中，並且以不飽和脂肪酸居多，蛋黃中含卵磷脂和膽固醇含量高，一個雞蛋含 200 毫克膽固醇，對高膽固醇的冠心病患者建議 1 ～ 2 個蛋黃 / 週。牛奶是最適合冠心病患者的飲料，可以降低膽固醇，有助於防止冠心病的進一步發展，對冠心病有益。因為牛奶中含有大量的蛋白質、鈣、鐵等多種人體需要的物質，蛋白質是人體新陳代謝必需的物質，牛奶中所含的乳清酸能影響脂肪的代謝；還含

有一種耐熱的低分子化合物，可以抑制膽固醇的含量。牛奶中所含的鈣質和膽鹼具有促進膽固醇從腸道排泄，減少其吸收的作用，故牛奶是一種可以降低膽固醇的食物。

另外，牛奶中還含有人體自身不能合成的 8 種必需胺基酸，其中甲硫氨酸有抑制交感神經的作用，有助於維持人體的生理、心理平穩，特別是睡前服用一杯鮮牛奶可以幫助睡眠。隨著年齡的增大，特別是對 50 歲以後的人，骨鈣丟失日趨嚴重，出現骨質疏鬆、骨質增生等，因缺鈣引起的疾病也隨之而來。牛奶不僅含鈣量高，而且吸收好，鈣對心肌還有保護作用。牛奶中還含有多種維生素和無機鹽。冠心病患者應選擇脫脂奶、優酪乳，對維持身體良好的營養狀況、延緩冠心病的發展有益處。

(三) 冠心病患者的蔬菜選擇

患冠心病的老人在飲食方面要極為注意，比如我們常說冠心病患者應該選擇低鹽、低脂、低熱量的飲食。那麼，在蔬菜方面，冠心病患者又該如何選擇呢？

1 海藻類：海帶、紫菜等海中植物大多含有豐富的蛋白質、維生素、微量元素等，對降低膽固醇、三酸油有良好的作用。

2香菇：含有大量維生素及有益於身體的微量元素。香菇中含有一種誘發劑，可以使人體產生干擾素——雙鏈核糖核酸，有提高身體對腫瘤的抵抗力的作用；另含有腺嘌呤，具有降低膽固醇的作用，對於膽固醇過高而引起的動脈硬化，高血壓及急、慢性腎炎，糖尿病患者，無疑是食物佳品。

3芹菜、香菜：醫學研究證實這兩種菜具有降低血壓、鎮靜安神的作用。尤其對冠心病伴高血壓患者更為合適。

4蔥、生薑、大蒜：這類調味品具有多種揮發油、纖維等，具有明顯的改善脂質代謝，減少膽固醇在腸道中的吸收作用，能有效地防治冠心病的發生。

(四)冠心病患者的食用油選擇

一般人飲食習慣中常用的食用油主要有動物性油脂如豬油、牛油、羊油、奶油等，植物油如菜籽油、豆油、麻油、花生油、玉米油等。一般來說，常溫下呈液體狀態者為油，呈固體狀態者為脂。

動物油中含較多的飽和脂肪酸，食用過多會使血中膽固醇含量升高，而這正是促進動脈硬化形成的主要因素，所以冠心病患者盡量不要吃動物油脂。植物油中含有較高的不飽和脂肪酸，有降低血中膽固醇、防止動脈

硬化形成和發展的作用。盡管植物油有降低膽固醇的作用，並不意味著可以不限量的食用。因為植物油同食物一樣被人體吸收後，為生命活動提供大量熱能，而熱能過剩就會被轉化為脂肪，蓄積在身體的皮下組織。

選擇適合冠心病患者食用的植物油仍有許多學問，例如：菜籽油中含較高的芥子 和芥酸，芥子 可抑制動物生長，阻斷甲狀腺對碘的吸收，不同程度地使甲狀腺肥大。但是這種物質可以在加熱的過程中揮發出去，所以吃菜籽油時一定要熱透油。芥酸這種物質，科學家研究認為可使動物心肌細胞中脂肪酸積聚、使心肌細胞纖維化。花生油最大的問題是容易被黃麴毒菌及其黴素污染，這是很強的致癌物質。所以在這裡建議大家，無論哪種植物油都要選擇無雜質、無污染的精煉植物油。

最適合冠心病患者食用的植物油是玉米胚芽油，因為它含有的不飽和脂肪酸是最高的。

(五)冠心病患者的水果選擇

上面我們談到了冠心病患者的蔬菜、食用油選擇，那麼在水果的選擇上，冠心病患者又該注意什麼呢？

1蘋果：蘋果是薔薇科植物的果實，主要含大量的碳水化合物、維生素C、少量的脂肪和蛋白質，以及微

量元素等。蘋果中的纖維可以促進膽汁酸的排泄，對於冠心病、高血壓及動脈硬化有較好的防治作用。

2西瓜：西瓜含大量的胺基酸、果糖、葡萄糖、蔗糖、鹽類、維生素C等。西瓜能降低血壓，對冠心病的防治大有益處。

3山楂：山楂是薔薇科植物的果實，山楂中含山楂酸、檸檬酸、胡蘿蔔素、維生素等，有較明顯的降壓作用，還可以增加冠狀動脈血流量，對心肌缺血具有相當保護作用；另外，山楂還有較強的降血脂作用，能較好地預防冠心病的發作。

4香蕉：香蕉是芭蕉科植物的果實，它富含碳水化合物、各種維生素，適於高血壓及心臟病患者食用。尤其對便祕患者更為適用，可以減少冠心病的誘發因素。

5奇異果：奇異果的果實含有豐富的維生素、有機酸，對消化不良、食欲不振、高血壓、冠心病有較好的治療與預防作用，其保健價值日益受到人們的重視。

6其他水果：如葡萄、鮮棗、柑橘等水果被稱為會消滅「體內脂肪」的水果，多吃能幫助減少人體內多餘的脂肪、降低血脂，對冠心病的防治有積極作用。但是，如果冠心病患者合併有糖尿病則應適當限制某

些水果的攝入。

(六) 冠心病患者的海產品選擇

流行病學調查發現，海邊漁民患冠心病的普遍較少，海產品能有效地預防冠心病的發生。因為魚類含有的脂肪酸碳鏈很長，不飽和程度很高，這是陸地動物和植物無法比擬的。營養學研究證實，脂肪酸的碳鏈越長，不飽和程度越高，降低膽固醇作用越顯著。還可以降低血脂和血液凝固性、抗血小板凝集，另外，海洋動物如牡蠣、鱗魚含有大量的 EPA，可使冠狀動脈擴張、改善血管通透性，還有降低血脂的作用。所以海產品從多方面具有預防冠心病的作用，對冠心病患者來說，食用海產品是十分有益的。

(七) 冠心病患者不宜多吃糖

糖類物質是體內產生熱量的主要來源，人體所需熱量的 50% 以上是由糖類食物提供的。冠心病患者每天主食不應超過 500 克。如果主食吃的過多，超過人體的需要量，就會發胖。另外，攝入過多的糖，如正餐之外過多地吃甜食、糖果、點心、巧克力、飲料等，就會使攝入的糖量大大超過人體需要，也就是熱量過剩，超過人體消耗，多餘的糖便轉化成脂肪在體內堆積起來，久而久之則會使體重增加、血壓上升、心肺負擔加重，而且

食糖過多可使血中三酸甘油急劇上升，造成高脂血症，進而影響凝血機制和血小板功能。而肥胖、高血壓、高脂血症都是冠心病的易患因素。因此，諸如以上不利因素，冠心病患者要切記減少食糖攝入，以更好地防治冠心病。

（八）晨起飲一杯白開水減少冠心病猝發

水是構成人體組織的重要成分，佔體重的65％～75％，水參與機體所有的基礎代謝。缺水時人體表現為皮膚乾燥、缺少彈性、皺紋增加；血液黏稠度增高；易患便祕。特別是經過一夜的睡覺，胃、小腸基本上已排空，晨起喝白開水就等於給排空的胃腸道進行了一次清理，既有助於消化，又可防止便祕。另外，經過一夜睡眠，人體透過分泌汗液、排泄尿液及呼吸中丟失了大量的水分，使血液變得黏稠、血流緩慢，容易形成血栓而誘發冠心病的突發事件。所以晨起後應該空腹飲一大杯白開水，不僅潤肺清腸，還能稀釋血液，降低血液黏稠度，使血流通暢，減少冠心病突發事件。日常生活中應該少量多次地飲水。

（九）經皮冠狀動脈腔內血管成形術（PTCA術）後患者飲食選擇

當冠心病心絞痛患者或冠心病心肌梗塞患者接受PTCA後，並不是說不再是冠心病患者。PTCA只是解

除了冠狀動脈局部的狹窄，但成功施行 PTCA 手術治療的患者仍是冠心病患者，他們仍有發生其他血管狹窄的生理傾向，放入支架的血管也可能會再狹窄。因而，積極控制各項危險因素仍是非常重要的。研究證實冠心病的發生與飲食失衡有關，營養不均衡會導致肥胖、高脂血症等多種疾病。所以 PTCA 術後患者的飲食應像術前一樣做到科學合理膳食，選用低脂肪，富含維生素、食物纖維、無機鹽和微量元素的物質。

　　PTCA 術後患者合理選擇飲食的原則如下。①控制總熱量，維持熱量平衡：每天應適當分配碳水化合物、蛋白質和脂肪的量。蛋白質佔總熱量的 12％；脂肪佔總熱量的 20％～ 25％，其餘應為碳水化合物。採用複合糖類；蛋白質以植物蛋白質為主；以含不飽和脂肪酸多的食物為脂質來源。防止肥胖，使體重控制在正常水準。②多吃水果和蔬菜：因它們富含維生素和纖維素，可降低人體對膽固醇的吸收，防止肥胖。③低脂、低鹽飲食：忌動物內臟和肥肉，飯菜應清淡、易消化。

三、冬春季節老年人冠心病的防治

　　氣候寒冷的天氣或冬春季節，冠心病、心絞痛和心肌梗塞的發病率就會增加。三個與冠心病有關的最優因

數為：氣溫、日夜溫差大和平均風速。持續低溫、陰雨和大風天氣容易發病。此外，在年平均氣壓高低不同時期亦有顯著差別，以氣壓低時發病高。在寒冷、潮濕和大風天氣，冠心病發病率高是因為寒冷刺激，特別是迎風疾走，易使交感神經亢奮，使心率加快，血壓升高，體循環血管收縮，外周阻力增加，心肌耗氧量增多，同時，也可誘發冠狀動脈痙攣，使管腔持續閉塞，或擠壓斑塊使內膜損傷，血小板聚集，血栓形成使管腔急性堵塞，也可導致急性心肌梗塞。因此，在高發季節裡，冠心病患者應注意禦寒保暖，減少戶外活動，以防疾病發生。

經過大量的流行病學調查發現，氣候變化可誘使冠心病患者發生急性心肌梗塞。據《醫學世界》報導，阿爾卑斯地區在春秋季時，心肌梗塞的患者明顯增多。中國山東地區在 3 ～ 5 月份心肌梗塞的發病率最高；北京地區，每年的 4 月和 11 月是冠心病心肌梗塞的發病高峰期。秋末冬初和早春，多數地區的大氣壓、風速、溫差都處於極不平衡狀態，而變化多端的氣候可能導致心臟血管發生痙攣，直接影響心臟本身的血液供應；再則寒冷的季節裡，常易發生感冒和支氣管炎，這一切對冠心病患者都十分不利，常是誘發心絞痛和心肌梗塞的主

要誘因。因此，冠心病患者在冬春季節裡應注意以下幾個問題。

1除持續服用冠心病的常用藥物外，還要備好保健盒、氧氣等急救藥品。

2如頻繁發生心絞痛，要及時臥床休息，並及時到醫院檢查、治療。

3持續參加力所能及的體育鍛鍊，如戶外散步、太極拳、氣功等。但遇有驟冷、暴雪、大風等天氣變化時，要留在室內活動，根據氣溫變化，及時更換衣服被褥，注意保暖。

4避免疲勞、緊張、情緒激動，盡量少參加社交活動和長途旅行，適當節制性生活。

5提倡用溫水擦澡，以提高皮膚的抗寒能力，同時要積極防治感冒、氣管炎等上呼吸道感染。

四、冠心病老人日常生活中自我調理方法

冠心病是一個進展緩慢的慢性疾病，患病後的大部分時間在家庭中度過。一旦戴上這頂「帽子」，就要做好長期「作戰」的準備。如何做好冠心病患者日常生活中的家庭護理，在正確用藥的基礎上，注意生活中的自我調理也是非常關鍵的，主要包括以下幾方面。

1忌生氣、發怒：人體的中樞神經系統指揮人的

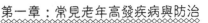

一切，當過分激動、緊張，特別是大喜大悲時，中樞神經的應激反應，可使小動脈血管異常收縮，導致血壓上升、心跳加快、心肌收縮增強，使冠心病患者缺血、缺氧，從而誘發心絞痛或心肌梗塞。

2忌脫水：有些中老年人平時沒有養成定時喝水的習慣，等到渴了想喝水時，已造成程度不同的「脫水」了，故老年人平時要養成定時喝水的習慣。由於老年人特別是冠心病患者的血黏度都有所增高，達到一定程度時，會出現凝血傾向，導致缺血或心腦血管堵塞，嚴重時可引起心肌梗塞或腦腦中風。

3忌缺氧：一般而言，一天中除戶外活動或有氧運動的吸氧量符合生理需要外，其他時間的吸氧量往往不足，冠心病患者則易出現胸悶等症狀。如果長期供氧不足，會加重動脈硬化的程度。所以，冠心病患者要經常對居室環境通風換氣，當胸悶或心胸區有不適感時，立刻緩慢地深吸幾口氣。出現心絞痛時，除服用急救藥外，應立刻深吸氣，家中備有氧氣瓶的則吸氧幾分鐘，可以緩解心絞痛，減少心肌細胞的死亡。

4忌超負荷運動：從老年人的客觀實際出發，運動應量力而行。人在安靜狀態下，心肌每分鐘需要300CC左右的血液供應；大的體力活動，心肌每分鐘

需要的最大血量達2000CC左右。可見，超負荷的運動量極易導致心腦血管急劇缺血、缺氧，可能造成急性心肌梗塞或腦梗塞。

5忌嚴寒和炎熱：嚴寒季節，冠心病患者不要忽視手部、頭部、面部的保暖。因為這些部位受寒，可引起末梢血管收縮，加快心跳或冠狀動脈痙攣。此外，寒冷還可使腎上腺素分泌增多，血壓升高。所以，冠心病患者冬季外出活動時，宜戴口罩、手套和帽子；早上刷牙、洗臉宜用溫水；洗衣、洗菜時，不要將手長時間泡在涼水裡。在炎熱的夏季，人體血液循環量大幅度增多，可使交感神經亢奮，心跳加快，加重心臟的額外負擔。

6忌過飽：由於過飽時胃可以直接壓迫心臟，加重心臟負擔，還可以導致心血管痙攣，甚至發生心絞痛和急性心肌梗塞。所以，冠心病患者平時宜少食多餐，尤其晚餐只能吃到七八分飽。

7忌口腔不衛生：如果口腔不衛生或患有牙周炎等牙病，口腔中的革蘭陽性桿菌及鏈球菌就可能進入血液循環，使小動脈發生痙攣或血栓，導致心肌梗塞。

8忌菸酒：抽菸者冠心病的發病率比不抽菸者高3倍。常飲烈性酒，可因酒精中毒導致心臟病和高脂血

症。過多的乙醇還可使心臟耗氧量增多，加重冠心病。

五、冠心病的治療

　　冠心病有心血瘀阻、痰濁窒塞、陰寒凝滯等不同證型，針對這些症狀有不同的治療方式。

　　1 心血瘀阻：

　　症狀為胸部刺痛，固定不移，入夜更甚，時或心悸不寧，舌質紫暗，脈象沉澀。治法：活血化瘀，通絡止痛。方藥：以血府逐瘀湯加減。方中當歸、赤芍、川芎、桃仁、紅花等均為活血祛瘀之品，柴胡疏肝，枳殼理氣，一升一降，調整氣機。取氣為血帥，氣行則血行之意。若胸痛甚者，可酌加降香、鬱金、延胡索以活血理氣止痛。若血瘀輕者，則可改用丹參飲。方中丹參活血化瘀，能治血瘀作痛；檀香溫中理氣，兼治心腹諸痛；砂仁溫胃暢中，能疏散胸中鬱悶。三藥相伍配用，能活血化瘀，理氣止痛。

　　2 痰濁窒塞：症狀為胸悶如窒而痛，或痛引肩背，氣短喘促，肢體沉重，形體肥胖，痰多，苔濁膩，脈滑。治法：通陽泄濁，豁痰開結。方藥：瓜蔞薤白半夏湯加味。方中瓜蔞開胸中痰結；半夏化痰降逆；薤白辛溫通陽、豁痰下氣；本方如再加入乾薑、陳皮、

白蔻仁等以通陽豁痰、溫中理氣,則效果更佳。臨證時,痰濁與血瘀往往同時並見,因此,通陽豁痰和活血化瘀法亦經常並用,但必須根據兩者的偏盛而有所側重。

3陰寒凝滯:症狀為胸痛徹背,感寒痛甚,胸悶氣短,心悸,重則喘息,不能平臥,面色蒼白,四肢厥冷,舌苔白,脈沉細。治法:辛溫通陽,開痹散寒。方藥:瓜蔞薤白白酒東加枳實、桂枝、附子、丹參、檀香。方中桂枝、附子、薤白辛溫通陽、開痹散寒;瓜蔞、枳實化痰散結,泄滿降逆;檀香理氣溫中;丹參活血通絡。若痰濕內盛,胸痛併有咳唾痰涎,可加生薑、橘皮、茯苓,杏仁等以行氣化痰,若症見心痛徹背,背痛徹心,痛劇而無休止,身寒肢冷,喘息不得臥,脈象沉緊,此為陰寒極盛,胸痹之重證,宜用烏頭赤石脂丸和蘇合香丸以芳香溫通而止疼痛。方中蜀椒、乾薑溫中散寒,附子、烏頭以治心痛厥逆,赤石脂和蘇合香丸同用以開胸止痛。臨床附子與烏頭同用者較少,故可去烏頭加肉桂其效更佳,冠心蘇合丸即從蘇合香丸化裁而來。

4心腎陰虛:症狀為胸悶且痛,心悸盜汗,心煩不寐,腰膝痠軟,耳鳴,頭暈,舌紅或有紫斑,脈樞紐

數或見細澀。治法：滋陰益腎、養心安神。方藥：左歸飲加減。方中熟地黃、山茱萸、枸杞子滋陰益腎；淮山藥、茯苓、草健脾以助生化之源。若心陰虧虛而見心悸、盜汗、心煩不寐者，可加麥冬、五味子、柏子仁、酸棗仁等以養心安神，麥冬可以重用。若胸悶且痛者，可加當歸、丹參、川芎、鬱金等以養血通絡。若陰虛陽亢而見頭暈目眩、舌麻肢麻、面部烘熱者，可酌加何首烏、女貞子、鉤藤、石決明、生牡蠣、鱉甲等以滋陰潛陽。

5氣陰兩虛：症狀為胸悶隱痛，時作時止，心悸氣短，倦怠懶言，面色少華，頭暈目眩，遇勞則甚，舌偏紅或有齒印，脈軟弱無力或結代。治法：益氣養陰，活血通絡。方藥：生脈散合人參養營東加減。方中人參、黃耆、白朮、茯苓、草，健脾益氣，以助生化氣血之源；麥冬、地黃、當歸、白芍，滋養陰血；遠志、五味子，養心安神。若胸悶胸痛，可加丹參、三七、益母草、鬱金、五靈脂等以活血通絡。若脈結代，為氣虛血少，血不養心所致，可合炙草湯以益氣養血，滋陰複脈。

6陽氣虛衰：

症狀為胸悶氣短，甚則胸痛徹背，心悸，汗出，畏

寒，肢冷，腰痠乏力，面色蒼白，唇甲淡白或青紫，舌淡白或紫暗，脈沉細或沉微欲絕。方藥：參附湯合右歸飲加減。方中人參大補元氣；附子、肉桂溫壯真陽，熟地黃、山茱萸、枸杞子、杜仲以補益腎精。若見面色唇甲青紫、大汗出、四肢厥冷，脈沉微欲絕者，乃心陽欲脫之危候，可重用紅參（或別直參）、附子並加用龍骨、牡蠣，以回陽救逆固脫。若陽損及陰，陰陽兩虛者，可再加麥冬、五味子，以溫陽滋陰並用。若腎陽虛衰，不能制水，水氣凌心，症見心悸、喘促、不能平臥、小便短少、肢體水腫者可用真武東加漢防己、豬苓、車前子，以溫陽行水。

六、冠心病常用成藥

1冠心蘇合丸：每服一粒，痛時服用，或每日2～3次。

2複方丹參注射液：肌內注射，每次2CC，每日1～2次；亦可作靜脈注射，用2ml加入50％葡萄糖20CC內靜脈推注，或用4～8ml加入5％葡萄糖液250CC中靜脈滴注。

3毛冬青注射液：每次肌內注射1支，每日1～2次。

4 蘇冰滴丸：每服2～3丸，每日2次。

5 麝香保心丸：每次1～2粒，於心絞痛發作時含服；或每次1粒，每日3次含服。

6 複方丹參滴丸：每次10粒，每日3次。

7 速效救心丸：每次15粒，於心絞痛發作時含服；或每次10粒，每日3次含服。

8 心可舒片：每次4片，每日4次。

9 地奧心血康：

每次1～2粒，每日3次。

第二節：老年糖尿病的預防與治療

一、老年糖尿病發病原因

中醫中沒有糖尿病這個名詞，不過兩千多年前的中醫古書中有一種消渴病，指的是口渴飲水多小便也多，很像今天的糖尿病。近一百年來，對糖尿病的研究進展很快，明確了它與胰腺中胰島有關，還有很多機制。今天把糖尿病分為4型。

1型指的是因為自身免疫等因素而破壞了胰島。多和遺傳有關，多見於兒童，易發生酮症酸中毒。

2型即是老年人佔絕大多數的糖尿病。

3 第3型叫特異性糖尿病，指的是病因已經明確的

一類,如因細胞結構上某種異常,因藥物或某種疾病
所引起的等。

4第4型是妊娠糖尿病,專指妊娠時發生的一種。

老年人常見的糖尿病為2型糖尿病,其發病機制是
怎樣的呢?過去認為胰島素缺少才引起糖尿病,現在認
為2型糖尿病患者在一開始有兩種病理改變。一是胰島
有損害,分泌胰島素有問題。二是體內尤其是肝及肌肉
利用胰島素的能力減退,也就是胰島素不能正常發揮作
用,稱作胰島素抵抗。所以即使是2型糖尿病到最後也
不得不要用胰島素治療,因為這種病理生理過程是逐漸
進行的,所以2型糖尿病在年齡越大時發病機會越多。
老年糖尿病的發病存在以下幾方面因素。

1遺傳因素:據國外研究,2型糖尿病患者的兄弟
姐妹若能活到80,則大約有40%發展為糖尿病,一級
親屬發展為糖尿病的比例為5%～10%,發展為糖耐量
受損的比例為15%～25%。

2環境因素:

環境因素在老年糖尿病的發病中也有重要作用,老
年人全身代謝低,能量需要量小,特別是碳水化合物的
需要量小,結果使葡萄糖耐量逐漸降低。隨著人的衰老,
基礎代謝率也逐漸降低,機體代謝葡萄糖能力和葡萄糖
在周圍組織的利用都明顯下降。因此,老年人進食過多

和運動不足容易發胖，肥胖者細胞膜上的胰島素受體減少，加重胰島素抵抗，可使葡萄糖的利用降低，肝糖的生成技術增加，致高血糖。從而使β細胞、胰島素分泌增加，久而久之，可造成β細胞對葡萄糖刺激的代償功能減退，最終發生2型糖尿病。

3年齡因素：

老年人胰島結構在顯微鏡直觀下可見胰島β細胞量減少，α細胞增加，δ細胞相對增多，纖維組織增生。老年人糖耐量降低，糖代謝下降，老年期胰島素釋放延緩。國內外的研究顯示，隨增齡的改變，老年空腹和餐後血糖水平均有不同程度上升，平均每增齡10歲，空腹血糖上升10～20摩爾／升，餐後2小時血糖上升30～50摩爾／升。老年人對糖刺激後胰島素分泌分析起始上升延遲，往往第Ⅰ時相低平甚至消失。(毫摩爾×18=毫克)

4胰島素原因素：

當人衰老時，體內有活性的胰島素原增加，胰島素原與胰島素的比例增加，使體內胰島素作用活性下降，也是老年糖尿病增多的因素之一。

5腺澱素因素：

胰澱素是新發現的一種胰島β細胞激素，並與胰島

素免疫活性同時存在於 β 細胞分泌顆粒的核心部分，而在胰島 α 細胞中則無此免疫反應存在，說明胰澱素也是在 β 細胞內合成，並儲存在 β 細胞顆粒中，與胰島素同比分泌。研究發現，老年人胰澱素合成、分泌增多，可導致胰島素組織的損害。另外，胰澱素對胰島素的拮抗作用引起胰島素低抗是導致 2 型糖尿病的誘因。目前對以上結論尚有爭議。

二、糖尿病併發症

　　糖尿病經常併有併發症，糖尿病的併發症可分為急性併發症和慢性併發症兩種。

　　1糖尿病的急性併發症：急性併發症往往由於血糖急劇升高所引起。例如原來並不知道自己有糖尿病的人，其實血糖已經很高。此時再吃了西瓜或喝了一瓶高糖飲料，就可能使血糖急升而昏迷。急性併發症主要有三種：酮症酸中毒、非酮症高滲性昏迷及乳酸性酸中毒。這些併發症的死亡率都比較高，要急診搶救，用胰島素治療。此外還有一種因用藥（例如胰島素等）過量，引起的低血糖，也可致命，也應急診搶救，不過應該用葡萄糖等注射。

　　2糖尿病的慢性併發症：

從整體而言，可以分為微血管病及大血管病兩大類。微血管病為糖尿病所特有，主要指糖尿病視網膜病變及糖尿病腎病，也可以包括糖尿病性神經病變。主要是因為長期高血糖透過各種機制使蛋白質變性而造成。大血管病變主要是指動脈硬化。此種病變不僅與血糖升高有關，還與高血壓及高血脂有關。大血管病變如高血壓、冠心病等。進一步發展可發生腦腦中風、心肌梗塞及下肢血管狹窄等。糖尿病的慢性併發症是逐漸產生的，與長期高血糖、高血壓及高血脂有關。到後期很難恢復。因此必須強調要早發現早治療，而且要嚴格控制血糖。

三、糖尿病的防治

糖尿病應該怎樣防治呢？一是在尚無糖尿病時，預防糖尿病的發生，可以改善生活方式來預防，也可以用藥物預防。二是在已經有糖尿病時，預防各種糖尿病併發症的發生。嚴格控制血糖，還要控制血壓及血脂。第三才是有了併發症以後如何治療。這需要控制血糖並加上一些針對病變的處理。糖尿病的防治應該集中於生活方式的轉變與改善，生活方式改善即包括飲食控制及適當運動兩方面。

在飲食方面，一是減少熱量的攝入，二是減少脂肪的攝入。所謂熱量指的是飲食在體內所產生的能量，而這些能量要靠攝入飲食才能補充。如果飲食中能量供應不足，人就會感到饑餓、乏力、疲倦、消瘦等。如果飲食中能量供應太多，而消耗的又太少，造成過剩。有一部分即以脂肪的形成而儲存起來，也有一部分以糖原的形式儲存起來。而內臟中脂肪過多會分泌一些物質，造成上述的胰島素抵抗或損害了胰島的功能。這樣就產生了 2 型糖尿病。因此 2 型糖尿病人多為肥胖，尤其是腹部肥胖。飲食控制的第二個重點是減少脂肪。脂肪分為飽和脂肪、不飽和脂肪兩大類。形象地說，前者在寒冷環境中呈固體，而後者則仍呈液體。我們要求盡量減少飽和脂肪的攝入量，所以不吃葷油，如豬油、牛油、奶油等，也包括肥肉、烤鴨等。

糖尿病患者的體育運動也是極其重要的。體育運動是消耗熱量、增強體質的一方面，十分重要。有些人自從診斷為糖尿病後就臥床休息，這是不對的。相反，只要有可能，應該多活動，消耗過剩的能量，或消耗體內積存的脂肪。對於老年人，因為體力問題不可能進行劇烈的體育鍛鍊，但是可以進行一些力所能及的活動，如騎自行車、慢跑、快步行走或散步等。總之以能微微出

一些汗為好。至少每週 3 次，每次半小時。即使醫師認為以上這些活動也不能進行，則做一些家務活動也比不活動好。

四、老年糖尿病的飲食療法

利於治療的飲食有菠菜粥、芹菜粥、木耳粥、蘿蔔粥、山藥粥、槐花粥、菊花粥、荔枝粥、葛根粉粥、生地黃粥、枸杞子粥、天花粉粥、韭子粥、苦瓜、南瓜、洋蔥韭菜煮蛤蜊肉、枸杞子蒸雞、黑醋泡洋蔥、清蒸茶鯽魚、洋蔥炒黃鱔雙耳湯、豬胰湯、糯米桑皮湯、菠菜銀耳湯、鴿肉山藥玉竹湯、蚌肉苦瓜湯、沙參玉竹燉老鴨、玉米須燉龜、菊槐綠茶飲、苦瓜茶飲、烏梅茶、黃精枸杞子茶、鮮生地黃露、麥冬茶、生津茶等。

五、糖尿病的中西藥物治療

目前降血糖的口服藥大致有五類。

1 是磺脲類。有甲苯磺丁脲、格列齊特、格列吡嗪、格列本脲、格列奎酮、格列美脲等。各種藥的商品名稱很多。目前甲苯磺丁脲因劑量大，又要每日服3次，已很少用。其餘藥物各有特點，但只用其中之一。這些藥主要是促使胰島素分泌。

2 是雙胍類。主要有二甲雙胍及苯乙雙胍兩種。後

者由於易誘發乳酸酸中毒，在某些國家已禁用。其作用較複雜，有增加葡萄糖的無氧酵解及胰島素敏感性等作用。因其對胃有刺激，故應飯後或飯中服。

3是α糖苷酶抑制劑。這類藥主要是抑制腸道消化多糖的酶，使葡萄糖從腸道吸收減少。故主要用於餐後高血糖，應在吃第一口飯時服。

4是胰島素增敏劑。主要是針對2型糖尿病的胰島素抵抗。化學結構為格列酮類，但目前由於這些新藥價較貴，故應用不多。

5是快速促胰島素分泌劑。

其化學結構不是磺尿素類，它們是苯丙氨酸衍生物。因其作用快，故也用於餐後高血糖，應在開始吃飯時服。

糖尿病患者不能同時用五類藥。要根據病情，服藥方便否，甚至經濟情況而有所選擇。例如胰島素增敏劑對II型糖尿病很合適，但由於價格較貴，卻用得不多。一般的用法是先在磺脲類中選一種，不能幾種同用，也可以先用二甲雙胍，都是從小劑量用起。根據血糖情況，逐步增加或調整劑量。目前傾向於兩種或多種不同作用的藥一起用，而劑量都小一些，以使各藥發揮其所長，減少不良反應。有些患者空腹血糖不太高，主要是餐後

高血糖，則用 α 糖苷酶抑制劑或快速促胰島素分泌劑，也是從小劑量用起。用藥後要定時監測血糖，以瞭解其對藥物的反應。磺脲類可以有繼發性失效，即用了一段時間以後，療效逐漸降低。此時應該換用另一種磺脲類可能有效。

第三節：腦中風的預防與治療

（一）腦中風的類型與疾病成因

腦中風是一種嚴重危害老年健康的疾病，它的發病率、病死率相當高，得病後又容易引起癱瘓或不同程度的功能障礙，嚴重地影響工作和生活，給個人、家庭、社會造成很大的痛苦、負擔和損失。

「腦中風」西醫以前稱作「腦血管意外」，是一類急性的腦血管疾病，它是由於腦動脈或供應大腦的頸動脈或椎動脈發生病變，從而引起腦部局灶性的血液循環障礙，導致急性或亞急性的腦損傷。臨床上表現為突然昏倒，不省人事，神志不清，口眼歪斜，或口齒不清、半身偏癱等。腦中風有缺血性和出血性兩大類，目前一般按照 1995 年中華神經內科與神經外科學會的規定進行分類，腦中風主要有以下幾種：短暫性腦缺血發作（缺血性）、腦腦中風（蛛網膜下腔出血、腦出血、動脈血

栓性腦梗塞、腦栓塞等），以上各種類型中，腦出血、動脈血栓性腦梗塞、腦栓塞和腔隙性梗塞最常見。下面就讓我們來一一認識各種腦中風。

1腦出血：是指腦部的血管破裂、出血，血液進入腦組織形成血腫，引起腦水腫而造成腦損傷與功能障礙，屬於出血性腦中風。臨床表現一般有頭痛、頭暈，嘔吐、失語、跌仆、昏迷和偏癱等。由於出血部位與出血量的不同而症狀有所差異。腦出血起病突然，常常在活動時，尤其是情緒激動時，過度用力或屏氣時發病，病情危重，後遺症也較嚴重。其最常見的原因是高血壓、腦動脈硬化，其次是腦血管畸形、先天性腦動脈瘤。

2腦梗塞（包括動脈血栓性腦梗塞、腦栓塞、腔隙性梗塞）：是指腦動脈閉塞引起相關部位的腦組織缺血、壞死和軟化。屬於缺血性腦中風。

3動脈血栓性腦梗塞（又稱腦血栓形成）：是指由於腦動脈血管病變，管壁增厚變硬，失去彈性和管腔縮小，甚至完全閉塞，引起局部腦組織缺血壞死。發病率最高，佔全部腦腦中風的70%～80%。臨床表現一般有偏癱或單側肢體癱，也可能有失語症，昏迷較少見。病情一般較輕，輕的患者僅有頭或肢體麻木等

症狀。動脈血栓性腦梗塞發病相對較緩慢，往往在睡眠或休息時發生。部分患者症狀起初較輕，以後逐漸加重，有的發病後2～4天才達到高峰。這一類腦梗塞絕大多數是由腦動脈粥樣硬化引起，其他還有動脈炎、血細胞增多、血黏稠度高等原因。

4腦栓塞：是指由腦血管以外部位的栓子如風濕性心臟病的附壁血栓，主動脈、頸動脈等的血栓或動脈硬化斑塊脫落，骨折時的脂肪栓等，運行到腦部，堵塞腦血管（多數栓塞在大腦動脈支），而引起相應部位腦組織缺血壞死。臨床表現一般有一側肢體癱瘓、麻木和感覺障礙，言語困難，偏盲，口角或一側肢體抽搐等，多數患者神志清楚，出現昏迷的較少。腦栓塞起病非常急劇，各類腦腦中風裡腦栓塞的發病最快最突然，常在數秒鐘內症狀即達高峰。

5腔隙性腦梗塞：是指腦的微小動脈閉塞引起的微小梗塞，很小範圍的腦組織缺血壞死和軟化，形成不規則的小腔隙。直徑為2～20毫米，有時頭顱CT檢查不出而需做MRI才能發現。其最常見的病因是高血壓性小動脈硬化。臨床表現一般有突起一側面、臂、腿部無力、麻木、感覺減退，構音障礙，吞嚥困難，嗆咳嗆食，口角歪斜，手動作笨拙，但無明顯肢體偏

癱。腔隙性腦梗塞因病灶較小或位於非功能區，往往症狀較輕，持續時間較短而且後遺症較少。有些患者以前自覺無典型的發病史，平時也沒有臨床症狀，而是在做頭顱CT或MRI檢查時才知道有腔隙性腦梗塞病灶存在。

　　腦中風是一種十分嚴重的疾病，出血性腦中風近期死亡率為50％，缺血性腦中風近期死亡率為20％左右。腦和神經細胞供血停止幾小時就死亡而不能再生，它的治療與搶救是十分棘手的問題。今天的醫學縱然十分發達，但對腦中風依然缺乏明確有效的治療手段，醫生們常回天乏術，望洋興嘆。即使生命搶救過來，也有許多後遺症，患者生活常常不能自理，患者和家庭都十分痛苦，負擔也很重。

　　那麼腦中風的危險因素主要有哪些呢？

1 疾病因素

(1) 高血壓：高血壓是腦出血最常見和最主要的危險因素。那麼高血壓是如何導致腦出血的呢？高血壓可使腦動脈管壁變脆，或者形成微動脈瘤（多見於50歲以上的患者），當血壓驟升時，血管和微動脈瘤可能破裂而引起腦出血。高血壓引起的腦小動脈痙攣可能造成其遠端腦組織缺氧、壞死，發生點狀出血和腦

水腫。防治腦出血的關鍵在於控制高血壓病。臨床資料證實，血壓高且持續升高會使腦中風危險增加4～6倍。血壓越高則風險越大，收縮或舒張壓升高都有害。臨床上腦腦中風患者常併有顯著的高血壓。因此，防治腦出血的關鍵在於控制高血壓病，一旦發現已患高血壓，就必須就醫，聽從醫生的忠告，有效地控制血壓，預防腦腦中風的發生。

(2) 糖尿病：糖尿病容易造成微血管損害，引起動脈粥樣硬化，毛細血管管壁增厚，增加腦中風的機會。高血糖，尤其是近期高血糖，是腦腦中風尤其是腦梗塞的重要危險因素。臨床上反覆發作腦腦中風患者，有10％～30％證明有糖尿病。腦腦中風後血糖高者臨床症狀更重些，恢復也較差。在腦腦中風死亡的患者中，糖尿病是非糖尿病患者的2倍以上。

(3) 高脂血症：高脂血症是腦腦中風的危險因素，主要是膽固醇、三酸甘油、低密度脂蛋白指標升高，血管壁容易形成蠟樣脂肪沉澱，從而導致動脈閉塞。尤其是50歲以上的人，血脂增高往往和腦腦中風有關。因此，中老年人定期檢查血脂是十分重要的。

(4) 心臟病：一方面動脈粥樣硬化是全身性疾病，可同時影響心臟與腦血管等，因此，腦腦中風和冠心

病（冠狀動脈粥樣硬化性心臟病）這兩種疾病常常互相影響。另一方面風濕性心臟病、心內膜炎等，特別在併發心律不整、心肌梗塞、心絞痛、心房纖顫時心源性栓子脫落進入腦部，易誘發腦腦中風。所以說心臟病是腦腦中風的危險因素，一旦發現自己心臟功能不好就及時就醫，避免進一步導致腦血液循環障礙。

(5) 眼底動脈硬化：國內外調查資料證實，併有眼底動脈硬化者發生腦腦中風的危險性顯著增加，其硬化程度越高，危險性越大，合併高血壓者差別更為明顯。

2 血液學因素：

紅細胞增多、血細胞比容增高等，可升高血黏度，降低血流量，影響腦的微循環，促進血栓形成，增高腦腦中風的危險度。此外，臨床上白血病可併發腦出血。因此，血液病和血液流變學異常亦是腦腦中風的危險因素。

3 生活習慣

(1) 抽菸：抽菸對於腦中風尤其是缺血性腦中風是危險因素。抽菸及煙霧中的某些成分除可直接導致血管內皮的早期損害外，還可影響膽固醇的代謝，促使動脈硬化發生並刺激斑塊增大。長期抽菸者由於抽菸引起肺部疾患而致慢性缺氧、血液中紅細胞代償性增

多，血細胞比容和血漿纖維蛋白原含量增高都可直接導致血液容易凝固和血小板聚集，血液黏滯度升高，加之血小板聚集增多而易引起血栓形成。抽菸對周圍血管有顯著的收縮作用，引起腦血管痙攣，增加血管阻力，導致腦血流量減少。統計資料顯示，30～40歲的抽菸者腦中風發病率幾乎是不抽菸者的5倍，50～60歲抽菸者發生腦中風的危險性比不抽菸者要多3倍。這足以說明抽菸危害人體健康絕不是危言聳聽，應該引起重視。

(2) 飲酒：大量飲酒一方面可引起血壓升高和凝血功能障礙，導致腦出血。另一方面可誘發心律不整和心臟壁運動異常而引起腦栓塞，啟動凝血系統增強血小板聚集作用以及刺激腦血管平滑肌收縮造成腦血流量減少，引起缺血性腦中風。發生腦腦中風的青壯年患者中，43％在發病前有酒精中毒史，而且女性患者比男性患者更甚，分別為4倍和5倍。過量飲酒是出血性腦中風和缺血性腦中風的危險因素，所以飲酒要有分寸，掌握自己的酒量，切忌豪飲。

(3) 飲食：主要是指鈉、肉類和動物油等。高鹽、高肉食、高動物油的攝入，是促進高血壓、動脈硬化的因素，因此對腦中風高危人群是不利的。

(4) 年齡、體質、遺傳因素：①年齡，腦中風的發病率、患病率和病死率均隨年齡的增長而增高。尤其是 55～75 歲各年齡組中，增高更為明顯。因此，腦中風是 55 歲以上人群應該重點防治的疾病。②肥胖，肥胖與高血壓、高血糖、心臟病有關，腦中風患者的體型肥胖者居多。③腦血管病家族史，腦血管病有家族遺傳因素，我國調查證實直系親屬中有腦血管病史的人患腦中風的機會多。

二、腦中風的藥物治療

臨床治療腦中風都有什麼可靠的用藥呢？防治腦中風的西藥有：阿司匹靈、氯批格雷、甲鈷胺等，都是療效比較可靠，有治療針對性的用藥，其中阿司匹靈是防治腦腦中風的基礎用藥，對防止腦腦中風復發有一定療效，但臨床應用阿司匹靈顯示有 47% 的患者存在用藥抵抗，即使是阿司匹靈腸溶片，也會對胃腸造成負擔和影響，有各種出血傾向的患者，更應禁止使用阿司匹靈，服用阿司匹靈，需在醫生指導下針對自身情況和病症特徵選擇用藥。

三、腦中風患者的飲食預防

戒菸，少飲酒。這是老生常談，也是最難做到的。無論如何抽菸是有百害而無一利，喝少量低度酒如葡萄酒，對身體有一些好處，但過量飲酒，尤其是高度酒對心、腦血管和肝臟肯定是有害的。

少吃動物脂肪及膽固醇含量高的食物。少食豬油、牛油、奶油、蛋黃、動物內臟、動物腦、魚子及貝殼類動物（如蟹、蚌、螺等），雞蛋或鴨蛋每天攝入不應超過 1 個，血脂增高者每週 2 個亦足夠，植物油用量不宜過多。多吃含膽固醇較低的食物：瘦肉、魚類（包括大多數淡水魚和海水魚）、海參、海蜇等。魚類脂肪中含有長鏈不飽和脂肪酸，有降低膽固醇的作用。

多吃蔬菜、水果，它們含有豐富的維生素、鉀和鈣等。維生素 C 能增加血管彈性，改善血管通透性和降低血清膽固醇。維生素 B6 有抑制血小板聚集的作用，從而抗血栓形成。

節制飯量，進食勿飽，宜搭配部分粗糧。少吃甜食，控制體重。糖和碳水化合物在體內會轉化成脂肪，使身體發胖，增加心臟的負擔。

限制食鹽的攝入，菜勿過鹹，每人每天不超過 5 克，即三口之家每月用鹽量不超過 500 克，鹽中的鈉能增加心臟的負擔，使血壓升高，導致動脈硬化。鈉還廣泛存

在於各種食物中，尤其是醃、燻食物（如鹹肉、鹹魚、醬菜和鹹菜）。醬油和味精等含鈉量也很高，應盡量少吃。

保證足量飲水，飲水不足則體內血液黏稠度會增高，代謝廢物也難以排出，如果晨起空服飲一兩杯白開水，可降低血液的黏稠度，使血管擴張，有利於改善機體新陳代謝，減少血栓形成。平時還要及時補充足量的水分，以滿足生理需要。

四、適當的體力勞動和體育鍛鍊

對於老人而言，適當的體力勞動和體育鍛鍊對於預防腦中風也是極為有效的。適當的體力勞動和體育鍛鍊可改善脂肪代謝，增加機體能量消耗，以達到減肥的效果。

適當的體力勞動和體育鍛鍊可增加高密度脂蛋白，降低血中三酸甘油和低密度脂蛋白及膽固醇，提高血液中纖溶酶的活性，以防止血凝過高，從而有效地預防或延緩動脈粥樣硬化的形成，降低血壓，降低冠心病的發病率，顯著減少腦中風和心臟病發作的危險性。高密度脂蛋白是心腦血管的保護神。它具有清理血管壁上沉積的脂肪和膽固醇的功效。如果參加體育鍛鍊，這種蛋白

就會增加，並能自動築成一道防線，隨時清除血管壁上的沉積物，使血管通暢無阻。一旦停止體育鍛鍊，高密度脂蛋白含量又會下降。經常進行體育鍛鍊的人比活動少的人腦中風發病率明顯降低。

鍛鍊的好處還包括激發中樞神經的活動，使大腦血流量增加，供氧增加，腦力增強，思維敏捷，並可解除神經緊張和焦慮，有助於睡眠。鍛鍊使心肌有力，全身血液供應充沛。鍛鍊能促進胃腸道的分泌和蠕動功能，預防和治療習慣性便祕。

老年人的體力勞動和體育鍛鍊應掌握以下原則。

1量力而行：根據各人的年齡、體力、耐力，決定鍛鍊的種類、強度和時間。特別是年齡偏大、體質較弱者不宜過長，運動量不宜過大。例如，跑步結束後，心率在5 ～ 10分鐘內恢復到原來水平，比較合適。一般運動量適中的脈搏平均為每分鐘110 ～ 120次（運動量適中的脈率＝180 －年齡）。

2循序漸進：鍛鍊由易到難，動作由簡到繁，時間由短到長。先從小運動量的散步、慢跑、體操、跳舞和氣功等開始，不可操之過急，以不感到明顯疲勞為度，或在醫師指導下進行。更多的體力活動則無任何更大的益處。

3方法得當：避免快速、旋轉、迸氣、突然用力等動作。

4持之以恆：主要是樹立一種觀念，養成一種習慣，把體育活動作為生活中的一部分，而不要把它作為一項任務來完成。

五、腦中風患者康復的問題

在腦中風的恢復期及後遺症期，主要側重於肢體、語言、智慧障礙等的康復，此時多為氣虛血瘀、痰瘀互阻以及肝腎陰虛之證，內科常用益氣活血、化痰祛瘀、滋陰通絡等方藥結合針灸、推拿方法等進行治療。值得注意的是，腦中風患者的心理壓力一般十分沉重，表現有緊張、恐懼、擔憂、悲觀失望，甚至產生絕念等不良情緒。因此應重視心理康復與護理，要耐心安慰患者、從生活護理方面多關心體貼患者，為其排憂解慮，幫助患者消除恐懼、急躁或失望的情緒，恢復治療信心，循序漸進，持之以恆。盡量避免精神上的刺激，保持治療和護理工作的順利，使患者早日恢復。腦中風患者康復訓練常有以下幾種方法。

(一)腦中風後的肢體康復

恢復期治療對於腦腦中風後遺症患者來講非常重

要。目的就是改善肢體麻木障礙、語言不利等症狀，使之達到最佳狀態；並降低腦腦中風的高復發率，尤其是在恢復肢體運動障礙方面更為顯得突出。

目前認為腦中風引發的肢體運動障礙的患者經過正規的康復訓練可以明顯減少或減輕癱瘓的後遺症，有人把康復看得特別簡單，甚至把其等同於「鍛鍊」，急於求成，常常事倍功半，且導致關節肌肉損傷、骨折，肩部和髖部疼痛、痙攣加重，異常痙攣模式和異常步態，以及足下垂、內翻等問題，即「誤用綜合症」。

不適當的肌力訓練會造成加重痙攣，適當的康復訓練可以使這種痙攣得到緩解，從而使肢體運動趨於諧調。一旦使用了錯誤的訓練方法，如用患側的手反覆練習用力抓握，則會強化患側上肢的屈肌協同，使得負責關節屈曲的肌肉痙攣加重，造成屈肘、屈腕旋前、屈指畸形，使得手功能恢復更加困難。

其實，肢體運動障礙不僅僅是肌肉無力的問題，肌肉收縮的不諧調也是導致運動功能障礙的重要原因。因此，不能誤以為康復訓練就是力量訓練。在對腦腦中風後遺症患者運動功能障礙的康復治療中，傳統的理念和方法只是偏重於恢復患者的肌力，忽視了對患者的關節活動度、肌張力及拮抗之間諧調性的康復治療，即使患

者肌力恢復正常，也可能遺留下異常運動模式，從而妨礙其日常生活和活動能力的提高。

實驗及臨床研究證實，由於中樞神經系統存在可塑性，在大腦損傷後的恢復過程中，具有功能重建的可能性。目前一般建議在日常的家庭護理康復治療中，使用家用型的肢體運動康復儀來對受損的肢體運動重建。它本身以神經促通技術為核心，使肌肉群受到低頻脈衝電刺激後按一定順序類比正常運動，除直接鍛鍊肌力外，透過模擬運動的被動拮抗作用，諧調和支配肢體的功能狀態，使其恢復動態平衡；同時多次重複的運動可以向大腦回饋促通資訊，使其盡快地最大限度地實現功能重建，打破痙攣模式，恢復肢體自主的運動控制，尤其是家用的時候操作簡便。這種療法可使癱瘓的肢體模擬出正常運動，有助於增強患者康復的自信心，很有助於恢復患者的肌張力和肢體運動。

日常生活訓練：經日常生活的訓練，使患者盡快能獨立生活。訓練應由簡到繁，由室內到室外，由院內到院外，逐步擴大。①墊操：讓患者在墊子上學習如何來回移動，側臥和坐起，漸延及起床、上下床等。②枴杖平衡練習：學習和應用枴杖技巧，上下輪椅。③自我護理訓練：個人衛生如刷牙、洗臉、洗澡等；個人外表修

飾如梳頭、修面；上廁所或便器，大小便自我處理；就餐；穿、脫衣服；戴手錶、開燈、打電話、戴眼鏡等。④旅行活動：上下汽車及其他交通工具。

(二) 腦中風後的語言恢復

半數以上的腦中風患者不會說話或說話不清楚，或雖能自發說話，但答非所問且聽不懂別人說話的意思等。這些都是腦中風引起的語言障礙。醫學上將腦中風患者的語言障礙分為失語症與構音障礙兩大類。前者又分為運動性失語、感覺性失語、混合性失語、命名性失語等。

運動性失語又稱表達性失語，患者雖能聽懂別人的語言（口頭的、書面的），但不能用口語或書寫來表達自己的意思。如果患者完全不能講話叫完全性運動性失語症；如果患者只能說簡單語句而不會說複雜語句，叫不完全性運動性失語症。感覺性失語症又稱接受性失語症，患者雖有說話能力，但不懂別人的話意和自己的話意，講話內容雜亂無章或斷斷續續，經常答非所問，用詞錯誤，無法進行正常交談。混合性失語既有運動性失語又有感覺性失語。患者既聽不懂別人說話時的意思又不會說。命名性失語患者雖能說出物品的用途，但不能講出該物品的名稱。有時偶爾說出物品的名稱，但瞬間

就忘記，故又稱健忘性失語。

失語症的病變都在大腦皮層的語言中樞。目前尚無特效藥物專作用於語言中樞。積極治療原發病，大多數患者之失語可隨原發病變的好轉而逐漸恢復。特殊的功能訓練對失語症患者的順利康復十分重要。現在認為語言障礙的康復治療越早越好，在病後 3 個月內恢復較快，一年以後則難以再恢復。功能康復訓練包括發音訓練、短語訓練、會話訓練、朗讀訓練、複誦句子訓練、文字辨識、指出物品名稱、執行命令以及圖片與實物配對練習等。

對完全性失語症患者的康復訓練要像教小孩學說話一樣從學發音開始，如讓患者發「啊」音或用嘴吹口哨誘導發音。然後再說常用單字，如吃、喝、好、行等，或出示卡片，讓患者讀出上面的字。再依次教雙音詞、短語、短句、長句等。訓練時說話與視覺刺激結合起來，如說「吃」時與飯菜結合起來，或以看圖識字方法，說與看圖結合起來。不完全性運動性失語患者，能說出一些單字、片語、句子或說話不流利，患者常常有詞彙貧乏、講話緩慢、重複語言等。對這類患者要耐心地教，反覆複述閱讀的故事，練習靈活性，鍛鍊語言的運用技巧。

感覺性失語症患者的訓練要比運動性失語困難些。可運用視覺邏輯法、手勢方法進行訓練。如給患者端上臉盆，放好毛巾，並對患者說「洗臉」，患者雖不理解「洗臉」二字之意，但從邏輯上他會理解你是讓他洗臉。如此反覆多日進行，久之就會使語言與視覺結合，語言功能得以恢復。手勢方法即家屬或陪護人用手勢與語言結合的方法來訓練患者。如讓患者「吃飯」，訓練者拿筷子以吃飯的動作多次示範，患者很快就會理解，從而主動拿筷子吃飯。混合性失語症的患者功能訓練更困難，必須採取說、視、聽三者結合的方法反覆多次進行。如讓患者穿毛衣，則必須既說「穿毛衣」讓患者聽，又要指著準備好的毛衣，並做出手勢示意讓患者看。

腦中風引起的另一類語言障礙為構音障礙，主要表現為發音不準、吐字不清，語調、語速及節奏等異常以及鼻音過重等。康復方法必須盡早進行發音訓練，包括開始發音、持續發音、音量控制、音調控制等；發音器官的運動訓練，如唇、舌的運動以及軟齶抬高等；發音節奏訓練，包括重音訓練、語調訓練以及停頓練習等。這類患者多出現全身肌肉過度緊張，包括咽喉語言肌肉的過度緊張，透過呼吸訓練、呼吸控制及其他鬆弛療法，降低咽喉語言肌肉的緊張度，可為呼吸及發音打下基

礎。透過心理行為或藥物進行鬆弛療法，降低語言肌的緊張度，也是這類患者的重要康復方法之一。

第四節：高血壓病的預防和治療

一、高血壓病的診斷標準

　　高血壓病是最常見的慢性病，也是心腦血管病最主要的危險因素，腦腦中風、心肌梗塞、心力衰竭及慢性腎臟病是其主要併發症。國內外的實踐證明，高血壓是可以預防和控制的疾病，降低高血壓患者的血壓水準，可明顯減少腦腦中風及心臟病事件，顯著改善患者的生存品質，有效降低疾病負擔。高血壓的危害性除與患者的血壓水準相關外，還取決於同時存在的其他心血管疾病危險因素、靶器官損傷以及合併的其他疾病情況。因此在高血壓的定義與分類中，將高血壓的診斷標準定在收縮壓 140 毫米汞柱和舒張壓 90 毫米汞柱，除根據血壓水平分為正常、正常高值血壓和 1、2、3 級高血壓之外，同時還根據危險因素、靶器官損傷和同時合併的其他疾病進行危險分層。

　　高血壓患病率隨年齡增長而升高；女性在更年期前患病率略低於男性，但在更年期後迅速升高，甚至高於男性；高緯度寒冷地區患病率高於低緯度溫暖地區，高

海拔地區高於低海拔地區；與飲食習慣有關，鹽和飽和脂肪攝入越高，平均血壓水準和患病率也越高。高血壓病是非常普通的疾病，危害性很大，不積極治療，會有嚴重後果。高血壓病是怎麼確定的。

其一：正確確診血壓值。診斷高血壓時確診血壓值，通常是用3次非同日同時的平均血壓，也就是說測3天不同時間的3個血壓值，取其平均值。量血壓時要注意在安靜狀態下，室溫不要太高，也不能太低，一般在20℃左右，要以右手為準，取坐位，當然必要時可以測立位，甚至下肢血壓。

其二：高血壓的診斷標準。

目前採用1999年WIIO定的標準，收縮壓＜120毫米汞柱，舒張壓＜80毫米汞柱時，為理想血壓。收縮壓＜130毫米汞柱，舒張壓＜85毫米汞柱時，為正常血壓。收縮壓140毫米汞柱或舒張壓?90毫米汞柱時，為高血壓。1級高血壓：收縮壓為140～159毫米汞柱，舒張壓為90～99毫米汞柱；2級高血壓：收縮壓為160～180毫米汞柱，舒張壓為100～109毫米汞柱；3級高血壓：收縮壓180毫米汞柱，舒張壓?110毫米汞柱。單純收縮壓升高，收縮壓140毫米汞柱。血壓升高，達到高血壓標準，不能就認定為高血壓病。血壓

升高的患者中，90％為高血壓病，也叫原發性高血壓。10％是由其他疾病引起的，稱為症狀性高血壓或繼發性高血壓。在10％的症狀性高血壓中，90％是由腎臟疾病引起的，還有10％由甲狀腺疾病、內分泌疾病、服用某些藥物等引起的。

因此，發現自己血壓升高了，要由醫師做仔細檢查，比如腎功能測試、超音波、腎動脈造影、甲狀腺外形及功能檢查，內分泌方面相關指標的檢查等，以排除血壓升高是由上面所講的幾方面疾病引起的。如果排除了上述一些疾病引起，那麼高血壓就是原發性高血壓，也就是高血壓病。如是症狀性高血壓，必須治療引起高血壓的相關疾病。

二、常見的高血壓降壓藥

高血壓病的治療，現在以個體化治療為宜，也就是說根據患者的情況，包括病程、血壓升高的程度、併發症、靶器官損害情況等選擇用藥。但須注意用藥的適應症及副作用。常見的降壓藥有以下這些。

1利尿劑：

透過利鈉排水、降低高血容量負荷發揮降壓作用。主要包括小劑量賽嗪類利尿劑、袢利尿劑、保鉀利尿劑

與醛固酮受體拮抗劑等幾類。用於控制血壓的利尿劑主要是賽嗪類利尿劑。在我國，常用的塞嗪類利尿劑主要是氫氯塞嗪和引達帕胺。PATS 研究證實 達帕胺治療可明顯減少腦腦中風再發危險。小劑量塞嗪類利尿劑（如氫氯塞嗪 6.25 ～ 25 毫克）對代謝影響很小，與其他降壓藥（尤其 ACEI 或 ARB）合用可顯著增加後者的降壓作用。此類藥物尤其適用於老年和高齡老年高血壓、單獨收縮期高血壓或伴心力衰竭患者，也是難治性高血壓的基礎藥物之一。其不良反應與劑量密切相關，故通常應採用小劑量。塞嗪類利尿劑可引起低血鉀，長期應用者應定期監測血鉀，並適量補鉀。痛風者禁用；對高尿酸血症以及明顯腎功能不全者慎用，後者如需使用利尿劑，應使用袢利尿劑，如夫塞米等。

2β 受體阻滯劑：主要透過抑制過度啟動的交感神經活性、抑制心肌收縮力、減慢心率發揮降壓作用。常用藥物包括美托洛爾、比索洛爾、卡維地洛和阿替洛爾等。美托洛爾、比索洛爾對 β1 受體有較高選擇性，因阻斷 β2 受體而產生的不良反應較少，既可降低血壓，也可保護靶器官、降低心血管事件風險。β 受體阻滯劑尤其適用於伴快速性心律不整、冠心病心絞痛、慢性心力衰竭、交感神經活性增高以及高動力狀態的高血

壓患者。常見的不良反應有疲乏、肢體冷感、激動不安、胃腸不適等，還可能影響糖、脂代謝。高度心臟傳導阻滯、哮喘患者為禁忌症。慢性阻塞型肺病、運動員、周圍血管病或糖耐量異常者慎用；必要時也可慎重選用高選擇性 β 受體阻滯劑。長期應用者突然停藥可發生反跳現象，即原有的症狀加重或出現新的表現，較常見有血壓反跳性升高，伴頭痛、焦慮等，稱之為撤藥綜合症。

3α受體阻滯劑：主要代表藥為立及丁、派唑嗪等，對重症高血壓、其他藥作用不佳或合併高血壓性心臟病、腎功能不全等有效，應用時注意體位性低血壓。不作為一般高血壓治療的首選藥，適用於高血壓伴前列腺增生患者，也用於難治性高血壓患者的治療，開始用藥應在入睡前，以防體位性低血壓發生，使用中注意測量坐立位血壓，最好使用控釋製劑。體位性低血壓者禁用。心力衰竭者慎用。

4ACEI（血管緊張素轉化酶抑制劑）：
作用機制是阻斷腎素血管緊張素系統發揮降壓作用。常用藥包括卡托普利、依那普利、貝那普利、雷米普利、培垛普利等，在歐美國家人群中進行了大量的大規模臨床試驗，結果顯示此類藥物對於高血壓患者具有

良好的靶器官保護和心血管保護預防作用。ACEI 單用降壓作用明確，對糖脂代謝無不良影響。限鹽或加用利尿劑可增加 ACEI 的降壓效應。尤其適用於伴慢性心力衰竭、心肌梗塞後伴心功能不全、糖尿病腎病、非糖尿病腎病、代謝綜合症、蛋白尿或微量白蛋白尿患者。最常見不良反應為持續性乾咳，多見於用藥初期，症狀較輕者可堅持服藥，不能耐受者可改用 ARB。其他不良反應有低血壓、皮疹，偶見血管神經性水腫及味覺障礙。長期應用有可能導致血鉀升高，應定期監測血鉀和血肌酐水平。禁忌症為雙側腎動脈狹窄、高鉀血症及妊娠婦女。

5ARB（血管緊張素受體阻斷劑）：作用機制是阻斷血管緊張素 I 型受體發揮降壓作用。常用藥包括氯沙坦、纈沙坦、厄貝沙坦、替米沙坦等，也在歐美國家進行了大量較大規模的臨床試驗研究，結果顯示，ARB 可降低高血壓患者心血管事件危險；降低糖尿病或腎病患者的蛋白尿及微量白蛋白尿。尤其適用於伴左室肥厚、心力衰竭、心房顫動預防、糖尿病腎病、代謝綜合症、微量白蛋白尿或蛋白尿患者，以及不能耐受ACEI的患者。不良反應少見，偶有腹瀉，長期應用可升高血鉀，應注意監測血鉀及肌酐水平變化。雙

側腎動脈狹窄、妊娠婦女、高鉀血症者禁用。

6鈣離子拮抗劑：代表藥有硝苯地平、尼群地平、氨氯地平等，此類藥使用面較廣，不管是何期高血壓，都可以使用，可逆轉靶器官損害。使用時少數患者有頭痛、面紅、心跳加快等，一段時間後就會適應，合併心肺衰竭的患者應用時應謹慎。

三、中醫治療高血壓

中醫治療高血壓病與西醫不同，有它的特色。中醫治療高血壓一般分為五個類型。

1肝陽上亢型：精神緊張、易怒、頭暈、目眩、舌紅、苔薄、脈弦數等。治療用平肝潛陽法。選用天麻鉤藤飲。處方用天麻、鉤藤、石決明、鱉甲、夏枯草、生地黃、酸棗仁、羚羊角粉等。

2痰濕中阻型：頭暈頭重、胸悶、脘腹痞滿、苔膩脈弦滑等。治療原則為健脾化濕，除痰祛風。選用半夏白朮天麻湯。處方用半夏、生白朮、茯苓、竹茹、枳實、石菖蒲等。

3肝腎陰虛型：頭暈、耳鳴、腰膝痠軟、心煩、舌紅、脈弦細等。治療原則為滋陰平肝。選用杞菊地黃丸加減。處方用北沙參、生地黃、白芍、枸杞子、菊

花、熟地黃、山茱萸、澤瀉、酸棗仁、杜仲等。

4陰陽兩虛型：頭暈、目糊、耳鳴、腰膝痠軟、失眠多夢、遺精陽痿、肢冷少尿水腫、舌淡、脈弦細。治療原則為滋陰助陽。選用左歸丸或右歸丸加減。處方視陰虛為甚或陽虛為甚而決定。

5血脈瘀阻型：

頭痛經久不癒、上肢麻木、心悸、面唇發紺、舌紫、脈澀等，治療原則為活血化瘀，疏通血脈。選方血府逐瘀湯，處方用丹參、桃仁、赤芍、柴胡、鬱金、牛膝、益母草等。

中醫治療高血壓有傳統的優勢，那麼除了服用中藥之外，還有其他中醫療法，傳統中醫治療中還有針灸、推拿、外敷等方法。

針灸就是透過針刺和艾灸來調整經絡氣血，對一定的穴位進行適量的刺激，促進經絡氣血運行，產生調理臟腑、平衡陰陽的作用，從而能夠降壓。針灸療法也要根據患者的全身情況綜合分析、辨症取穴。如肝陽上亢型的患者取穴太沖、光明、陽陵泉等；痰濕內盛型患者取豐隆、曲池、內關、百會等。此外，還有耳穴貼壓法、穴位磁貼法、穴位鐳射療法、穴位敷貼法、穴位拔罐療法等。

　　推拿療法也基於中醫的基本理論，辨症論治，循經取穴，用推法、摩法、揉法、按法、拿法等，在不同部位進行治療。請醫師推拿的同時，也可以自我推拿，如抹前額，按揉兩太陽穴，按揉風池、曲池、足三里、三陰交等穴位。

　　外敷法：如用附子、肉桂、吳茱萸等做成薄餅，貼於兩足底湧泉穴等，上病下治、引火歸源，可有效的降壓、穩壓作用。

四、高血壓非藥物治療

　　非藥物治療主要指生活方式干預，即去除不利於身體和心理健康的行為和習慣。它不僅可以預防或延遲高血壓的發生，還可以降低血壓，提高降壓藥物的療效，從而降低心血管病風險。具體內容簡述如下。

　　1減少鈉鹽攝入：鈉鹽可顯著升高血壓以及增加高血壓的發病風險，而鉀鹽則可對抗鈉鹽升高血壓的作用。我國各地居民的鈉鹽攝入量均顯著高於目前世界衛生組織每日應少於6克的推薦，而鉀鹽攝入則嚴重不足，因此，所有高血壓患者均應採取各種措施，盡可能減少鈉鹽的攝入量，並增加食物中鉀鹽的攝入量。

　　2控制體重：超重和肥胖是導致血壓升高的重要

原因之一，而以腹部脂肪堆積為典型特徵的中心性肥胖，還會進一步增加高血壓等心血管與代謝性疾病的風險，適當減輕升高的體重，減少體內脂肪含量，可顯著降低血壓。衡量超重和肥胖最簡便和常用的生理測量指標是體重指數。最有效的減重措施是控制能量攝入和增加體力活動。身體質量指數（body mass index；BMI）BMI＝體重/（身高）^{2}

　　所謂的「標準體重法」，適用十九歲以上的人。

　　國人的界定範圍是以 20 至 25 為正常，25 至 28 為稍重，而超過 28 則界定為過重。

　　3 不抽菸：抽菸是一種不健康行為，是心血管病和癌症的主要危險因素之一。被動抽菸也會顯著增加心血管疾病危險。抽菸可導致血管內皮損害，顯著增加高血壓患者發生動脈粥樣硬化性疾病的風險。戒菸的益處十分肯定，而且任何年齡戒菸均能獲益。

　　4 限制飲酒：長期大量飲酒可導致血壓升高，限制飲酒量則可顯著降低高血壓的發病風險。每日酒精攝入量男性不應超過25克；女性不應超過15克。不提倡高血壓患者飲酒，如飲酒，則應少量：白酒、葡萄酒（或米酒）與啤酒的量分別少於50CC、100CC、300CC。

5體育運動：一般的體力活動可增加能量消耗，對健康十分有益，而定期的體育鍛鍊則可產生重要的治療作用，可降低血壓、改善糖代謝等。因此，建議每天應進行適當的30分鐘左右的體力活動；而每週則應有1次以上的有氧體育鍛鍊，如步行、慢跑、騎車、游泳、做健美操、跳舞和非比賽性划船等。

6減輕精神壓力，保持心理平衡：心理或精神壓力引起心理應激（反應），即人體對環境中心理和生理因素的刺激做出的反應。長期、過量的心理反應，尤其是負性的心理反應會顯著增加心血管疾病風險。應採取各種措施，幫助患者預防和緩解精神壓力以及糾正和治療病態心理，必要時建議患者尋求專業心理輔導或治療。

五、高血壓患者的飲食療法

芹菜粥、梅花粥、海帶綠豆粥、菊花粥、淡菜皮蛋粥、芹菜翠衣炒鱔片、芹菜涼拌海帶、菠菜炒生魚片、海帶炒木耳、燜豆角、冬瓜草魚湯、雪羹湯、靈芝湯、淡菜湯、杜仲豬腎湯、荷葉茶、蓮心茶、草決明茶、山楂茶、枸杞茶、刺五加茶、菊槐茶、綠豆豬膽汁等。

第五節：老年高脂血症的預防與治療

高脂血症是指人體血漿一種或數種脂質成分的含量超過正常最高值限。本病在營養代謝性疾患中佔有很重要的地位，是導致動脈粥樣硬化的主要因素之一，與高血壓、冠心病和腦血管病的發生關係密切，被視為冠心病的三大因數之一。在我國，此病並不罕見，近年來其患病率及死亡率還有逐年增高的趨勢，尤其多見於中老年人。本病原發性病因未明，多有家族史及遺傳史。現代醫學雖有多種降脂藥物，但多有副作用且療效不穩定。

　　中醫古文獻雖無「血脂」之名稱，但在《黃帝內經》中已有「脂者」「油脂」「脂膜」等記載。如《靈樞・衛氣失常》篇說：「脂者，其血清，氣滑少。」這是最早論及脂的記載。在歷代醫籍中，對類似高脂血症及由此引起的動脈粥樣硬化等併發症的臨床表現和治法，都有較詳細的論述，分別見於痰飲、心悸、眩暈、胸痹、卒中、真心痛等病症中，並一致認為痰濁是形成本病的主要病因病理因素。

　　現代中醫對本病的研究是從 20 世紀 70 年代開始的，中醫中藥治療本病的報導首見於 1973 年，此後，在單味中藥治療本病的文章不斷發表的同時，亦開展了中醫辨症分型的探討。20 世紀 80 年代以來，中醫對本病的

研究已進入到一個新的階段,主要表現在以下幾個方面:
在病因病理方面,突破了古人以「痰」立論的認識,進
一步觀察到機體陰陽失衡對本病的影響。

在辨症分型方面,經過長期的摸索研究及臨床經驗
的累積,亦漸趨於一致。在治療方面,大量的臨床工作
證實,單味中藥或複方有顯著的降脂療效。據初步統計,
目前經過臨床驗證已經篩選出具有確鑿降脂作用的中藥
有 50 餘種,有效降脂方劑達 40 個組方。此外,運用中
醫非藥物療法,如針刺、推拿、氣功等,亦收到較好的
降脂效果,充分顯示了中醫治療本病前景廣闊。

近年來還開展了大量的實驗研究工作。在診斷上,
發現血脂數值升高,尤其是三酸甘油升高,耳垂皺褶陽
性率高,對診斷本病具有一定的指導意義。在基礎理論
研究上,透過實驗初步證實,腎氣盛衰與膽固醇的含量
有關,腎氣盛則血脂不易升高,反之,腎氣衰血脂則易
升高,提示了防治高血脂還應著眼於補腎培本。在藥理
研究上,對臨床確有實效的藥物進行藥理藥化等實驗,
探究其降脂的作用機制、環節及配伍規律,如實驗發現
綠豆對膽固醇的吸收有抑制作用,因此具有良好的降脂
功效。

一、高脂血症的發病因素

　　高脂血症是指血液中的血脂含量超過正常水準。綜合古今醫家的意見，本病的發生主要與下列因素有關。

　　1飲食不節：因偏食、恣食肥 厚味或嗜酒成癖，以致脾胃受損，運化失健，聚濕生痰，痰從濁化，誠如《儒門事親》所說：「夫膏粱之人，酒食所傷，脹悶痞滿，酢心。」

　　2情志失調：脾主運化水濕，輸布水穀精微，思慮傷脾，脾虛氣結，升降失司，津液不能輸布，釀聚為痰；又肝膽之疏泄功能與脂質代謝關係更為密切，蓋膽為中精之府，能淨脂化濁，若憂鬱惱怒損及肝膽，以致疏泄失度，清濁難分，膽氣郁遏則清淨無權，脂濁難化以致脂質代謝紊亂。

　　3年邁體虛：腎為先天之本，主藏精，主五液。稟賦不足或因年老，腎氣漸衰，腎陽虛則不能鼓動五臟之陽，火不生土，可衍生痰飲脂濁，肝腎陰虛可滋生內熱，灼津煉液釀而成痰，熬而成脂，遂成本病。

　　高血脂為病理產物，亦是致病因素，統屬中醫學「痰」的病理範疇，但痰的含義甚廣，高脂血症僅是痰證中的一部分，不能認為，凡痰證皆有高脂血症的存在，兩者的區別在於痰在機體內無處不到，而高脂血症僅存

在血脈之中。痰有廣義、狹義、有形、無形之分，而高血脂可透過檢測來確定，是為狹義有形之痰，且血脂系陰精所化，具有黏稠、沉著之性，若血脂過高，則更加黏膩、沉著，又不同於正常之油脂，故可歸納其為「清從濁化，脂由痰生」之病機。

二、高脂血症的分型治療

　　高脂血症是指血脂水平過高，可直接引起一些嚴重危害人體健康的疾病，如動脈粥樣硬化、冠心病、胰腺炎等。高脂血症有不同的類型，如脾虛濕阻型、肝鬱脾虛型、氣滯血瘀型等，那麼針對不同的類型又有何種不同的治療方法呢？

　　1脾虛濕阻型：

　　形體肥胖，倦怠乏力，中脘痞滿，腹脹納呆，口中黏膩，舌淡體胖，邊有齒痕，苔白膩或白滑，脈細緩。治以運脾化濕，藥用蒼朮六君子湯、苓桂朮 湯、五苓散等加荷葉、藿香、佩蘭等化裁。「脾統四臟」，脾為後天之本，脾運失健是高脂血症發病的重要病機，「補脾不如健脾，健脾不如運脾。」此時以運脾為主，使脾主運化的功能正常，痰濁瘀血自去，從根本上切斷血脂升高的來源。

2 肝鬱脾虛型：

頭目眩暈，胸悶脇脹，情緒抑鬱，健忘失眠，腹脹便溏，氣短乏力，肢體麻木，舌質淡或暗，苔白膩，脈弦滑。治以疏肝健脾，藥用逍遙散化裁。肝主疏泄，一方面可使脾胃升降有序，運化有度；另一方面膽汁的分泌排泄正常，有助於食物的消化吸收，從而推動脾胃的運化。氣機升降失常是導致高脂血症中痰濁、瘀血等病理產物內生的根本原因。「氣血沖和，萬病不生，一有佛鬱，諸病生焉。」故應疏肝調氣，肝脾同治。

3 氣滯血瘀型：

眩暈較劇或頭痛劇烈，胸脇脹滿，心胸悶痛或絞痛，便祕腹脹，食欲減退，脇下痞塊刺痛拒按，舌紫暗或見瘀斑，脈弦澀。治以理氣活血，藥用血府逐瘀東加減。「百病皆生於氣」，氣機不暢，氣滯則血瘀，「疏其氣血，令其條達而致和平。」使臟腑血氣疏通流暢，不僅有利於高脂血症的治療，同時對防止其兼變證的出現也有裨益。

4 氣虛血瘀型：

神疲乏力，心悸氣短，胸痛，手足麻木，皮膚乾燥，毛髮不榮，舌暗，脈細澀或沉澀。治以益氣活血，藥用黃耆、柴胡、葛根、當歸、川芎、桃仁、紅花、赤芍、

丹參、地龍、何首烏、枸杞子、海藻、水蛭等。血液循行於血脈中，由氣推動，周流全身，所謂「血隨氣行，氣為血帥。」氣行則血行。

　　5痰瘀交阻型：形體肥胖，身重乏力，頭暈頭脹，胸悶或痛，脘痞肢麻，舌胖紫或有瘀點，苔滑膩，脈弦滑。治以祛痰化瘀，藥用柴胡疏肝散和導痰束加減。痰瘀是高脂血症的主要病理產物，痰瘀同源，痰乃血體，血借痰凝於血脈。故單純化痰多不為功，血不行則痰不運，非借血藥難達病所，正如葉天士說：「痰凝血瘀病，以通絡之法祛瘀化痰為治。」又如唐容川所言：「但去瘀血則痰水自消」。

　　6肝腎陰虛型：頭暈目眩，失眠多夢，耳鳴健忘，咽乾口燥，腰膝痠軟，五心煩熱，舌紅少苔，脈細。治以補益肝腎，藥用六味地黃丸、知柏地黃丸或左歸丸加減。近年許多學者研究發現高脂血症有家族史，有遺傳因素，而腎為先天之本，腎精與遺傳有直接關係，研究證實，腎虛會導致血清高密度脂蛋白降低，膽固醇、三酸甘油、低密度脂蛋白升高。所以治療當補腎填精。

　　7脾虛瘀阻型：眩暈，頭痛，失眠，肢麻，腰膝痠軟，神疲，腹脹，納呆，心悸，舌暗淡或有瘀斑，舌

體胖大或舌邊齒痕。治以運脾化瘀，調氣活血，藥用調脂護脈方，由蒼朮、黃耆、生蒲黃、丹參等組成。根據痰瘀同源及脾統四臟的觀點，在痰濁久凝時用蒼朮能事半功倍，迅速起效；配黃耆能加強其健脾運，以利氣血調和，調氣以行血，故在方中為主藥。

8 胃腑實熱型：

形胖體實，大便祕結，消穀善饑，喜食厚味，口苦，口渴欲飲，舌紅苔黃厚膩，脈弦有力。治以通腑泄濁，藥用大黃、何首烏、虎杖、決明子、枳實等。六腑以通為用，腑氣不通，脂濁存於體內，食積不消，濁氣不下，均可加重高脂血症。與現代醫學透過增加腸蠕動，促進腸內脂質的排泄，抑制外源性脂質的吸收而降低血脂的方法有異曲同工之妙。

三、高脂血症的治療方法

（一）高脂血症的西藥療法

高脂血症的藥物治療，可選用的藥物有很多種。一是以降低血漿膽固醇為主的調脂藥物。包括：①膽汁酸螯合劑，如考來烯胺（消膽胺）和考來替泊（降膽寧）。② HMG-COA 還原酶抑制劑（他汀類），已在臨床上使用的有洛伐他汀、辛伐他汀、普伐他汀、氟伐他汀等。

二是以降低血漿三酸 油為主的調脂藥物。包括：①苯氧芳酸類或稱貝特類，如氯貝丁酯、非諾貝特、吉非貝琪，但需注意的是，他汀類與貝特類兩種降脂藥物不能聯合應用，否則會有一定機率產生橫紋肌溶解的嚴重併發症。②菸酸及其衍生物，如菸酸、菸酸肌醇、阿昔莫司。③魚油製劑，如多烯康膠囊。④抗氧化製劑，如蝦青素、葉黃素、輔酶 Q10、花青素、葡萄籽、靈芝孢子油等，以蝦青素最強。抗氧化製劑的主要特點是降低三酸 油，提升高密度脂蛋白和脂聯素，防止低密度脂蛋白（LDL）被氧化。因為主要是植物提取物，沒有發現其副作用，可以長期使用。

（三）高脂血症的其他療法

1 單方驗方

月見草 E 膠囊：用法為每次服 4 粒（每粒含生藥 500mg），每日 2 次，早晚口服，連續服藥 90 天。

A 大黃醇提片：用法為每天清晨服 3 片（每片含 0.25 克），連續服 3 週。

B 降血脂驗方：山楂、肉蓯蓉、金櫻子各 150 克，蜂蜜 450 克。用法：上方前 3 味共研細末，加蜂蜜製成丸藥，每丸重 10 克。每日 3 次，每次 1 丸，30 天為一

療程。

C 山何降脂片：山楂、何首烏各 15 克，荷葉、澤瀉、茵陳、虎杖各 9 克。用法：以上為 1 日量，製成片劑，口服。

D 複方山楂煎劑：山楂 50 克，延胡索 15 克，丹參 30 克，菊花 15 克，紅花 15 克，麥芽 40 克。用法：每日 1 劑，小火煎至 300CC，分 3 次口服。

E 天山丹：天竺黃、山楂、丹參、澤瀉。用法：上藥按 0.5:1:2:2 的比例，烘乾研細末壓成片，每片含生藥 0.5 克，每次服 4 片，每日 3 次，30 天為一療程。

2 推拿

操作以頭面部、上肢、腰背部、下肢為主，分別取坐位、俯臥、平臥等姿勢，採用滾、按、揉、推、拿、撥、叩等手法，以患者自覺明顯痠脹感為度，每次推拿 20 ～ 30 分鐘，20 次為一療程。

3 導引

A 鬆功：選擇任何體位，只要自然舒適即可，呼吸平靜自然，吸氣默想「靜」字，呼氣默想「鬆」字，然後依次從頭、肩、上肢、胸、背、腹、腰、臀、大小腿、雙腳放鬆，最後意守雙腳，每放鬆一遍約 5 分鐘，最後從頭開始向下，直至雙腳、全身放鬆，要緩慢反覆進行。

B 靜功：取仰臥、平坐、盤坐位，做到虛靈頂勁，沉肩墜肘，尾閭正中，舌抵上齶，鼻吸鼻呼，吸氣要使真氣「氣沉丹田」，呼氣順其自然，意領真氣沿任脈向下到丹田。

C 動功：①踏步擊腹：邊踏步邊雙拳沿食物在體內運行的方向敲擊，食管—胃—十二指腸—小腸—大腸，在腹部反覆輕敲擊，敲到哪，想到哪，哪裡就放鬆。②雲手擴肺：馬步與左右弓步交替應用，先練左手，後練右手，反覆交替，深吸慢呼，意守腳底湧泉穴。③整理活動：採用慢跑，使身體恢復到練功前的自然狀態，跑 10 ～ 15 分鐘。每天練 30 分鐘至 1 小時，觀察半年。

第六節：老年慢性支氣管炎的預防與治療

一、老年慢性支氣管炎的病因及其症狀

慢性支氣管炎是內外多種因素長期相互作用，引起了氣管、支氣管黏膜及其周圍組織的炎症變化。它的主要臨床表現為咳嗽、咳痰或併有喘息。這些症狀常在冬春季或氣候突變時加重。如每年發病超過 3 個月，持續 2 年或超過 2 年，又排除其他具有咳嗽、咳痰、喘息症狀的疾病，即可診斷為慢支。老年慢性支氣管炎初期症狀比較輕，常不易引起重視，等到病變持續進展並發展

成為阻塞性肺氣腫甚至肺心病的時候，治療效果往往欠佳。因此積極開展對老年慢性支氣管炎的早期防治具有重要意義。

　　和老年慢性支氣管炎容易混淆的疾病主要有四種：①支氣管擴張。支氣管擴張具有咳嗽、咳痰反覆發作的特點，但多從幼年或青年階段發病，常有大量膿痰、間斷性咯血和肺部反覆感染等典型病史。X(光線胸片) 或 CT(核磁共振) 可以確診。②支氣管哮喘。本病起病年齡較輕，常有家族史和過敏史，多反覆發作。一般起病急，發作短暫。哮喘聲重而咳嗽輕，用支氣管解痙劑效果明顯。③肺結核。中醫稱肺癆。活動性肺結核以咳嗽、咯血、低熱或潮熱、乏力、盜汗、消瘦等為特徵。症狀與季節關係不大。X 光線胸片及痰菌檢查可以確診。④矽肺（矽沉著病）。矽肺是因長期吸入含有游離二氧化矽粉塵所引起的職業病。主要症狀有咳嗽、咳痰、胸悶、氣急等。結合職業病史及 X 光線所見，可與慢性支氣管炎區分。

　　此外，有咳痰或咳喘症狀的肺癌、心力衰竭或慢性咽炎等疾患，也要注意與本病做鑑別。老年慢性支氣管炎的病因現在已經明確，空氣污染、抽菸和呼吸道反覆感染是導致老年慢性支氣管炎的三個主要因素。先講空

氣污染。老年慢性支氣管炎的發病和空氣污染程度成正比,其中化學氣體如氯、一氧化氮、二氧化硫等煙霧,對支氣管黏膜有刺激和細胞毒性作用。再說抽菸。抽菸是現今公認的慢性支氣管炎主要的發病因素。第三個致病因素是感染。呼吸道反覆感染是本病發生和加劇的另一個重要因素。肺炎球菌和流感桿菌是本病急性發作的最主要病原菌。病毒感染也能引起本病的發生和反覆發作。除上述因素外,氣候寒冷、多種過敏因素也是慢性支氣管炎發作的重要誘因。

咳、痰、喘是老年慢性支氣管炎的三個主症,老年慢性支氣管炎的咳、痰、喘各有以下特點。老年慢性支氣管炎的咳嗽:早期咳聲有力,白天多於晚上,冬季重於夏季;病情加重,四季日夜均咳,咳聲變重濁,多為連聲陣咳;後期併發肺氣腫時,咳聲低沉無力,咳嗽夜間多於白天,臨睡及清晨起床時咳嗽更甚。老年慢性支氣管炎的咳痰:呈白色黏液泡沫狀,清晨及夜間較多,且黏稠不易咳出;在感染或受寒後,痰量增多,多伴見膿性痰。

老年慢性支氣管炎的喘息:主要見於喘息型老年慢性支氣管炎患者,單純型老年慢性支氣管炎可以沒有喘的症狀。老年慢性支氣管炎治療或保養不當,喘息會逐

漸加重；感染及勞累後明顯；合併肺氣腫後常表現為呼
吸淺短，氣難接續。

二、中醫治療老年慢性支氣管炎的經驗和方藥

中醫治療老年慢性支氣管炎，主要應根據標本緩
急、邪正虛實，採用「急則治其標，緩則治其本。」「實
則瀉之，虛則補之。」等原則。但因本病在大多數情況
下是虛實夾雜，標本並存，故在整個治療過程中應重視
扶正祛邪、補瀉兼施和標本同治。先講發作期。老年慢
性支氣管炎的急性發作，常常是外感（如風寒、風熱）
引動伏痰而致咳、痰、喘加劇。

所以一般當以祛邪治標為主，根據咳痰的性質，結
合舌苔、脈搏來辨別是屬寒證還是屬熱證。如咳嗽加重，
痰稀白，苔白或白膩，脈浮或浮緊，甚則喘息不能平臥，
為風寒痰濁阻肺的證候，可用麻黃、紫蘇、杏仁、草、
前胡、桔梗、枳殼、半夏、陳皮、茯苓、生薑等，以宣
肺解表，化痰利氣。透邪則咳嗽自止，豁痰則喘息自半。
若咳嗽氣粗，喘滿，咳痰黃稠，發熱口乾，苔黃或黃膩，
脈滑數，為風熱痰濁壅肺的症候，可用麻黃、杏仁、生
石膏、生 草、桑白皮、黃芩、梔子、知母、貝母、魚
腥草、金蕎麥等，以宣肺止咳，清熱化痰。痰化熱清，
咯吐爽利，氣喘胸滿就會緩解。總之，在慢性支氣管炎

急性發作期當以宣肺祛邪、化痰濁為治療大法。此時忌斂肺止咳，以防閉門留寇；對於年老體弱者，宣肺亦不可太過，以免損傷正氣。

（對慢性遷延期的患者，中醫該如下辨治。）

慢性遷延期的咳、痰、喘雖未表現為急性發作狀態，但始終不能緩解痊癒。往往既有咳嗽痰多、苔膩等痰濕內蘊的表現，又有氣短乏力、食少便溏、氣息喘促、動則更甚等肺脾腎虧虛見症。此時單純治標則正虛難複，單純固本則不利祛邪，所以扶正祛邪是唯一正確的選擇。臨證以三種類型的患者較為多見。

1 久咳傷肺，咳嗽有痰兼喘，咳聲低弱，痰白清稀，苔白，脈虛弱。證屬肺虛痰戀，可用黃耆、太子參、白朮、茯苓、半夏、陳皮、防風、桑白皮、紫菀、杏仁等，以益氣補肺，理氣化痰。

2 咳嗽痰多，

痰白黏稠，倦怠乏力，食少便溏，苔白脈滑等。證屬脾虛痰滯，可用黨參、白朮、蒼朮、茯苓、厚朴、半夏、陳皮、杏仁、紫蘇梗、　草等，以益氣健脾，止咳化痰。

3 咳嗽喘促，動則更甚，咳泡沫痰，腰腿痠軟，畏寒肢冷，夜尿頻多等。證屬腎虛痰喘，可用熟地黃、山茱萸、山藥、茯苓、澤瀉、附子、肉桂、人參、蛤

蚧、補骨脂、白朮、半夏、陳皮等，以溫陽益氣，補腎助納，化痰平喘。總之，慢性遷延期的老年慢性支氣管炎患者多屬正虛邪戀，只有權衡輕重，標本同治，虛實兼顧，才能取得較好療效。

（對臨床緩解期的患者，中醫常用以下方藥治療。）

老年慢性支氣管炎進入臨床緩解期則預後良好，此時中醫主要採用扶正固本的方藥來鞏固療效，改善體質。臨床一般按三種證型進行調理。

1肺脾氣虛型：氣短喘促，言語無力，咳聲低弱，咳痰稀薄，自汗畏風，倦怠乏力，食少便溏，苔薄白或薄白略膩，舌質胖，邊有齒痕，脈細弱。

治法：健脾補肺。方藥：玉屏風散合六君子湯化裁。藥用生黃耆、白朮、防風、黨參、陳皮、茯苓、半夏、 草、乾薑等。

2肺腎陰虛型：喘促氣短，動則更甚，痰黏量少，口咽乾燥，潮熱盜汗，手足心熱，腰痠耳鳴，舌質偏紅，苔薄黃，脈細數。治法：滋腎養肺。方藥：生脈飲合六味地黃丸化裁。藥用黨參、麥冬、五味子、生地、山茱萸、丹皮、茯苓、山藥、百合、北沙參等。

3脾腎陽虛型：氣促難續，呼多吸少，動則尤甚，咳痰無力，痰白清稀或質黏而少，面浮脛腫，倦怠神

疲，汗出肢冷，面青唇紫，夜尿頻多，舌淡胖，脈沉細無力或弦大無根。

治法：溫陽補腎納氣。

方藥：金匱腎氣丸合參蛤散化裁。藥用製附子、肉桂、熟地黃、山茱萸、山藥、丹皮、澤瀉、茯苓、人參、蛤蚧、補骨脂、紫石英等。

老年慢性支氣管炎已發展到肺氣腫的地步，中醫該如下治療。老年慢性支氣管炎未併發肺氣腫時，病變主要局限於支氣管，肺功能的損害還不嚴重；併發肺氣腫後，病變擴展到肺實質，肺功能損害則較嚴重。西醫的阻塞性肺氣腫，相當於中醫「肺脹」的範疇。其證候特徵可用「咳」「痰」「喘」「虛」「瘀」五個字來概括。臨床表現以喘咳上氣、痰多、胸部膨滿、脹悶如塞、煩躁等為主，日久還可見到面色晦暗、唇甲發紺、心慌動悸、脘腹脹滿、肢體水腫，甚或喘脫等危重證候。肺氣腫病程纏綿，時輕時重，常因感受外邪而反覆發作，以致病情日漸加重。

其病位首先在肺，主症為咳、痰、喘；日久累及脾腎，導致肺脾同病、肺腎同病，使咳、痰、喘日益加重；後期病及於心，出現喘悸不寧，甚至喘脫（休克）的危侯。此外，病變還可涉及肝。如在感受外邪急性發病階

段，可因痰熱內鬱，熱極生風，或因陰液耗損，虛風內動，出現抽搐、震顫等證。

本病臨床治療，應注意以下幾點：其一，痰瘀為肺氣腫的基本病理，貫穿始終，故在辨症用藥時，須酌加活血化瘀藥。其二，本病臨床上以虛實夾雜多見，故應掌握治虛勿忘祛邪、祛邪當顧本虛的原則。其三，本病急性期證候瞬息萬變，故治法、用藥不能固定不變，而須及時隨證應變，方能扭轉危勢。其四，本病應注重緩解期的治本和調攝。扶正固本可以減少外邪侵犯機會和發生危重變證的機率。

老年慢性支氣管炎反覆發作會使病情加重，並容易併發肺氣腫，甚至肺心病，那麼採取什麼措施可防止或減少急性發作？

首先是預防感冒，在這裡歸納九點。

①在氣候變化之際，及時增減衣被。②夏天不要貪涼，避免「穿堂風」，盡量少用冷氣及電扇。③家中有感冒患者要注意隔離，避免頻繁接觸，接觸後要勤洗手；感冒流行期間盡量少去公共場所。④室內經常保持空氣流通及陽光照射。⑤經常洗曬被褥和枕頭。⑥提高耐寒能力。一個簡便而有效的方法就是從夏天開始用冷水擦洗顏面、鼻部和頸部，一直堅持到冬天。每日 1～2 次，

每次 3～5 分鐘。⑦秋冬春三季每晚用熱水泡腳，浸至小腿，每次 30～45 分鐘。⑧適當服用有預防感冒作用的中成藥。如玉屏風散（由黃耆、白朮、防風三味藥組成），成人每次服 10 克，每日 2～3 次，隔天服，連服數月。⑨與感冒患者有密切接觸或有感冒先兆者，可及時服用中成藥正柴胡飲做預防；素體偏熱或有口乾、咽痛等熱象者，可加服銀翹解毒片（現稱銀翹片），效果很好。其次是堅持適當的體育鍛鍊，如散步、打太極拳、練習氣功（如內養功）等，以增強體質，提高抗病能力。還有就是加強勞動保護，改善環境衛生，消除有害煙霧、粉塵及變應原等對呼吸道的刺激。要強調的是，有抽菸嗜好者必須戒菸。

中醫治療老年慢性支氣管炎常採用「冬病夏治」的方法。老年慢性支氣管炎除了在冬天發作時治療外，還可在三伏天乘病情處於緩解期時，採用灸法、敷貼療法或配合服用培本固元的中藥，來扶助正氣。人體正氣旺盛，抵抗力增強，到了冬天就可以少發病或不發病。這就是所謂的「冬病夏治」。

下面對灸法和敷貼療法做一簡介。灸法是中醫治病常法之一。所謂「針灸」，就是針刺法和灸法的合稱。灸法是指用艾炷或艾條在體表穴位上燒灼或燻熨的

方法。治療老年慢性支氣管炎可在三伏天臨床緩解期採用隔薑灸或瘢痕灸（化膿灸）。隔薑灸是在艾炷與皮膚之間隔一片鮮薑施灸。瘢痕灸則是用黃豆大或棗核大艾炷直接放在穴位上施灸，局部組織經燙傷後產生無菌性化膿現象，並結為瘢痕。灸法不僅能減輕本病的臨床症狀和發作次數，且能提高機體的免疫功能，因而在本病的固本治療中佔有一席之地。隔薑灸一般取肺俞、膏肓俞、脾俞、腎俞等穴，2天1次，每穴灸3～5壯（每燒艾炷一枚，稱為一壯），以皮膚微紅為度。化膿灸一般取大椎、肺俞、足三里穴交替灸。灸完後用清膏藥敷貼，每天更換，經30天左右，灸瘡結痂，自行脫落。

現代臨床研究顯示，化膿灸治療本病效果持久且不易復發，遠期療效顯著。但本法操作要求較多，宜在有經驗醫師的指導下施行。再說敷貼法。老年慢性支氣管炎藥物敷貼法可取延胡索、白芥子各20克，遂、細辛各10克，共為末，加麝香0.6克，和勻。在夏季三伏天，分3次用薑汁調敷肺俞、天突、膏肓、大椎等穴，外用膠布固定，1～2小時撤去。每10天敷1次，可減少發作。

中醫對老年慢性支氣管炎的防治除了「冬病夏治」的方法外，還有什麼其他簡便有效的方法？下面簡單

介紹兩種。①拔罐療法：俗稱「拔火罐」，一般取大椎、風門、肺俞、心俞、定喘、膏肓和腎俞等穴位，交替施用，每次選2～4穴，每次20分鐘，隔天1次。嚴重者可在脊椎兩側走罐，3～5天1次，5次為1療程。走罐法為拔罐療法中的一種，又稱推罐療法，是以杯罐作工具，在杯罐口及病變部位塗以適量潤滑劑，先藉熱力排去杯罐中空氣，產生負壓，使之吸著於皮膚，然後用手推動杯罐在病變部位來回滑動，使皮膚產生潮紅或瘀血現象，刺激相應經絡和穴位，產生治療作用。拔罐法多用於慢支緩解期，慢性遷延期也可酌情使用。

②霧化吸入法：指透過口鼻吸入中藥氣霧，以治療疾病的一種方法。具有安全、方便、劑量小、見效快、副作用小等特點。老年慢性支氣管炎患者可根據中醫辨症論治原則，選用適當的中成藥注射劑或相關藥物，用超音波霧化吸入法進行治療。吸入氣霧後，有助於排出痰液和病原菌，促進炎症吸收和通氣功能的改善。

有沒有患者自己可以掌握的防治方法？這裡介紹三種呼吸鍛鍊法。①深慢呼吸：患者在不感覺費力的情況下，可逐漸增加呼吸運動幅度，減慢呼吸頻率。作用是呼吸效率得以提高，胸悶和氣促症狀可得到改善。②腹式呼吸：初練可先用誘導呼吸法，手按上腹部，呼

氣時上腹部慢慢下陷，用手輕輕加壓，吸氣時上腹部對
抗手的壓力徐徐隆起。呼氣時，氣經口呼出，口型縮成
吹笛狀，將廢氣透過縮小的口慢慢吹出。吸氣時，氣經
鼻吸入，要有意識地細呼、深吸，呼氣時不可用力。
腹式呼吸要掌握深、長、緩、慢。本法作用是可諧調膈
肌和腹肌活動，改善呼吸道阻塞，增加肺通氣量。據
觀察，膈肌活動度每增加1公分，可增加通氣量250～
300CC。長期進行腹式呼吸，可使膈肌活動幅度增加2
公分左右，使症狀減輕，肺功能改善。③縮唇呼吸。患
者用鼻深吸氣，用口呼氣，呼氣時口唇閉攏，像吹口哨
一樣。吸氣與呼氣時間比為1:2或1:3。本法作用是可盡
量將肺內廢氣呼出，從而改善通氣功能。以上呼吸鍛鍊
方法要自然放鬆，並注意量力而行和持之以恆。

三、老年慢性支氣管炎的飲食和護理

　　老年慢性支氣管炎患者在飲食上要注意以下幾點。
老年慢性支氣管炎患者每天排出的痰很多，消耗了不少
蛋白質，宜適當補充高蛋白質飲食，宜多食新鮮蔬菜及
易於消化的食物，如青菜、蘿蔔、番茄、豆製品之類，
忌食辛辣、菸、酒、油膩、醋醃及海腥發物，少食油炸
煎烤及不易消化的乾果，如花生、瓜子之類。久咳體虛

老人，只宜清補，不宜峻補，以防助濕生痰，反生他變。老年慢性支氣管炎的飲食主要是以粥湯和茶飲為主。(峻補：凡補力較強，可在短期內發揮較大作用的藥物，稱為峻補。)

除了飲食方面要十分注意之外，老年慢性支氣管炎患者的護理又要注意哪些問題？①本病重症易發生變端，故應注意觀察患者咳嗽、咳痰情況，氣喘發作時間和程度，以及面色、神志等變化。氣喘者取半臥位或端坐位，盡量避免活動和情緒激動。痰多者應設法使患者經常更換體位，以利排痰，或協助患者翻身、拍背，幫助排痰。對痰多無力咳嗽者，要注意防止呼吸道堵塞而發生窒息。應準備好吸痰器，以備需要時及時吸出痰液。如有條件，家中可備氧氣，以備需要時給予低流量吸氧，以緩解症情。②居室溫度、濕度要適宜，避免過於乾燥或潮濕；空氣要流通，避免煙霧和灰塵飛揚，亦禁放含過敏原的花草，以免刺激呼吸道而加劇咳喘。③患者飲食宜清淡，應選擇易於消化而又營養豐富的食物，禁食辛辣、過甜、過鹹、肥厚、油膩、酒類及刺激性食物。③老年慢性支氣管炎特別是併發肺氣腫患者，不能服用藥效較強的鎮靜安眠藥，以免抑制呼吸中樞，出現呼吸障礙。④注意保持口腔清潔，食後、睡前要

漱口。⑤根據病情，適當選擇散步、打太極拳、自我按摩、練內養功等鍛鍊方式，以增強抵抗力。⑦適當服用扶正固本中藥，提高機體抗病能力，防止病情發展。⑧有抽菸嗜好者，必須戒菸。

第七節：老年人泌尿系統感染的預防和治療

一、泌尿系統感染是老年人常見疾病

泌尿系統感染是指致病的細菌侵入泌尿系統而引起的炎症，這是泌尿系統最常見的疾病，也是老年人最常見的疾病之一，在臨床上的發病率僅次於呼吸道感染。泌尿系統疾病主要包括尿道炎、膀胱炎、急性腎盂腎炎、慢性腎盂腎炎，前兩者稱下尿路感染，後兩者為上尿路感染。為什麼說泌尿系統感染是老年人最常見的疾病之一呢？這與老年人的泌尿系統變化有較大聯繫，下面我們就談談，人到老年泌尿系統最常見的變化，如腎臟體積減小，重量減輕，皮質變薄，腎單位數量減少等。有研究證實，70 歲的老年人與 40 歲的人比較，其腎臟重量減輕 1/5，約有 1/3 的腎單位失去功能，主要表現在以下幾方面。

1 老年人腎血流量減少，腎臟濾過率降低。40 歲以

前，腎血流量一般保持在正常水準，40歲以後，每10年減少10％，由於血流量降低，腎功能就可能下降，並可產生腎素，而引起血壓升高。

2老年人的腎小管重吸收與排泄功能減退，腎臟濃縮能力不足。這些功能的減退表現為尿多及夜間尿量增加，總比重下降的現象。一般年輕人白蛋白最大比重為1032，而80歲的老年人則可下降到1024，此外，對糖的重吸收也隨著年齡的增長而減少，有更多的糖從尿液中排出，從而使糖尿病加重。

3老年人的膀胱肌肉萎縮，纖維組織增生容量變小，這些變化可使老年人排尿次數增多，每次尿量減少。也有的老年人可由於逼尿肌無力，或者前列腺肥大等原因，而引起尿瀦留，排尿不徹底等症狀；還可以由於括約肌收縮無力或大腦皮層對低級中樞神經的控制能力降低而出現尿失禁，致使泌尿系統感染。

4老年人的輸尿管、膀胱容易形成憩室，憩室可導致細菌存留，故容易發生泌尿系統感染。

以上老年人泌尿系統的變化均能引起腎功能減退，容易引起泌尿系統感染。由於腎臟具有較大的貯備能力和代償功能，一般能完全適應老年人的生理功能需要，而使人體處於正常或接近正常狀態，一旦勞累過度或人體抵抗力下降時即會發生疾病。

二、老年人的泌尿系統感染臨床症狀

中醫認為泌尿系統感染與中醫的腎、膀胱、脾關係密切，兩者經脈相連，水道相通。老年人若先天不足，腎氣虧損；或房事不節，色欲過度，累及腎元；或年老體弱，元氣漸衰，皆會導致腎的固攝無力，膀胱的氣化失司而發生小便異常。由於細菌感染了下尿道，臨床上可出現尿頻、尿急、尿痛等尿路刺激症狀，偶併有腰痠乏力。老年人此症狀有時也會不明顯，部分患者常併有尿失禁、疲倦乏力等感覺，可有發熱症狀，也可無明顯的發熱等全身症狀。

尿常規檢查，可見大量白細胞或膿細胞，也可併有血尿，清潔中段尿培養見有細菌生長，常見的有大腸桿菌等。急性腎盂腎炎在老年人中並不常見，臨床上可出現尿頻、排尿困難、腰痠疼痛、高熱、細菌尿，甚至可出現急性腎衰竭。慢性腎盂腎炎在老年人中常是潛在性的，最常見的症狀是尿頻、低熱不退、腰痠疼痛、疲倦乏力、食欲減退，甚至體重減輕，亦可見有細菌尿。以上症狀由於老年人機體反應比較遲鈍，所以在臨床上有時候也可以是無症狀的，有時候僅有尿頻而已，應該引起警惕，可適當定期進行尿液常規檢查。

老年人年事已高，體力漸漸衰退，腎氣不足，容易

受外邪侵犯，如果平時注意營養保健，使脾氣健運，水穀精微物質得以吸收，就不容易患病。另外，由於老年人的生理原因，腎功能較為低下，激素水平下降，下陰部的抵抗力隨之下降，所以千萬要避免到不潔的浴室洗澡，以免細菌感染。

三、老年人泌尿系統感染的治療方法

　　老年人患了泌尿系統感染不必慌張，可到醫院就診，原則上是急則治標，緩則治本。急性期以抗感染為主，在醫生的指導下，可根據細菌的種類適當選用抗生素，加用清熱利濕的中藥治療。慢性期一般是扶正祛邪的方法治療。我們自己在家裡怎樣選擇中成藥來防治感染呢？老年人可以根據臨床上最常見的尿頻、尿痛、尿失禁的症狀選擇用藥防治感染。

　　1尿頻：我們在選擇中成藥時應注意虛證、實證之分，對症下藥。如尿頻並併有頭暈頭脹、胸腹脹悶、口苦、口膩、小便黃赤、大便不暢不爽，以上這些症狀都屬於熱實證引起，可選用清熱解毒的中成藥治療，如三金片、尿感寧沖劑、寧泌泰、抗炎靈、三妙丸等治療。若併有腰膝痠軟、形寒怕冷、失眠健忘、耳鳴目糊、四肢不溫等，則屬於腎氣不足虛證引起，

可選用金匱腎氣丸、左歸丸、補腎強身膠囊、六味地黃丸等治療。若併有面色不華、神疲乏力、口淡無味、納差、大便溏薄，則屬於脾氣不足，應選用補中益氣丸、歸脾丸、參苓白朮丸、香砂六君子丸等治療。

2尿痛：雖有虛證、實證之分，但在臨床上常以實證為主，所以應根據辨症選用不同的中成藥。尿痛若併有頭暈、頭脹、胸腹脹悶、口苦口膩、小便黃赤、大便乾結或不暢，屬濕熱實證引起，宜選用尿感靈、金錢草沖劑，排石沖劑等。若併有腰膝痠軟、形寒怕冷、面色不華、疲倦乏力、失眠健忘、口淡無味、小便清長、大便溏薄，則屬脾腎不足，宜選用金匱腎氣丸、參苓白朮散、補中益氣丸等。

3尿失禁：亦有虛證、實證之分，一般以虛證為主要臨床症狀。尿失禁若併有胸腹脹悶、頭暈頭脹、口苦口膩、大便不爽、小便黃赤，則屬於濕熱證，宜選擇三金片、三妙丸、石淋痛片等一些清熱利濕的中成藥。尿失禁若併有腰膝痠軟、形寒怕冷、面色不華、疲倦乏力、失眠健忘、口淡無味、小便清長、大便溏薄，則屬脾腎不足之虛證，宜選用金櫻子膏、縮泉丸、金匱腎氣丸、六味地黃丸等。

四、老年人泌尿系統感染的飲食調養與預防保健

(一)飲食方面的防治方法

在日常生活中，老年人可根據患病的症狀，結合辨症的虛證、實證之分，對菜做出合適的選擇。如屬實證，也就是急性期，臨床上出現尿頻、尿急、尿痛併發熱腰痛等症狀時，原則上飲食應忌食油炸品、辣椒、菸酒等，以免助熱釀濕。如屬虛證，腰痠形寒肢冷若冰霜應忌食冰凍食品及梨子等生冷食品，以免虛證更虛，體質更差。另外，對反覆泌尿系統感染的患者，應鼓勵多喝水，保證每日尿量達 1500CC 以上，以達到沖洗、清潔尿道的目的，減少細菌繁殖。下面我們談談各類症狀所適應的菜。

1尿頻吃什麼菜？若併有胸腹脹悶，口渴或口膩，大便乾結，則屬於實證，宜選用具有清熱利濕作用的食物，如芹菜、茭白筍、蓮子、鯽魚、鱔魚、小紅豆、竹筍等。若併有肢冷不溫、腰膝痠軟、頭暈耳鳴、小便頻急，但無明顯尿澀、尿痛者，屬於虛證，宜選用補腎健脾作用的食物，如豬腰子、甲魚、雞肉、鵪鶉、羊肉、大豆、核桃、豬肚等。

2尿痛吃什麼菜？若併有發熱、頭暈頭脹、腹部脹悶、尿澀、排尿不暢、小便淋漓、口乾口膩、大便

乾結，這些症狀均是濕熱之邪蘊結膀胱所致。我們可選用有清熱利濕通淋作用的食物，如青菜、空心菜、冬瓜、芹菜、馬齒莧、絲瓜、苦瓜、泥鰍、鯽魚、鱸魚、牡蠣、龍鬚菜等。若併有陰器經脈拘急、會陰部作痛、形寒怕冷、腰膝痠軟，這是腎氣虛的表現，宜選用具有補腎作用的食物，如韭菜、木耳、鱸魚、黃鱔、河蝦、牛肉、羊肉等。若併有面色無華、疲倦乏力、口淡無味、大便溏薄等症狀，則屬於脾氣虛弱，宜選用健脾益氣、緩急止痛的食物，如馬鈴薯、平菇、大棗、豬肚、雞肉、鵪鶉、鴿子肉等。

　　3尿失禁吃什麼菜？若併有脘腹脹滿、口苦口膩、食欲減退、大便不爽或溏薄，則屬於實證，宜選用清熱瀉實的食物，如白菜、冬葵、芹菜、蘿蔔、藕、茄子、冬瓜、泥鰍、鯽魚、兔子肉等。若併有腰膝痠軟、形寒怕冷、疲倦乏力、面色不華、頭暈健忘、失眠多夢、記憶力下降等則屬於虛證，宜選用健脾固攝作用的食物，如韭菜、洋蔥、雞肉、豬腰子、牛肉、羊肉、甲魚、蛤士蟆、蠶蛹、馬鈴薯等。

　　(二) 防治泌尿系統感染的藥膳
　　藥膳歷史悠久，源遠流長，累積了相當豐富的經驗，為保持人類健康發揮了很大作用，我們用藥膳時要有針

對性，做到對症烹製相應的膳食，營養適中，氣味相宜。

1治尿頻藥膳中常用的中草藥：

亦需根據臨床症狀辨清虛、實證之分。A實證：常用的中草藥有茵陳、車前草、滑石、馬齒莧、大青葉、竹葉、澤瀉。B虛證：若屬腎虛證的話，可選用補腎縮尿作用的枸杞子、女貞子、桑葚、益智仁、山茱萸、鹿角膠、鹿茸、冬蟲夏草等。若屬脾虛證的話，可選用健脾益氣作用的黃耆、黨參、太子參、紅棗、山藥、茯苓、米仁、白朮等。

2治尿痛藥膳中常用的中草藥：

實證宜選用清熱利濕通淋作用的車前草、瞿麥、木通、海金沙、金錢草、馬齒莧、白茅根、澤瀉、滑石等。虛證宜選用益腎健脾作用的桑葚、枸杞子、女貞子、鹿角膠、龜板、山藥、黨參、黃耆、白朮、茯苓等。

3治尿失禁藥膳中常用的中草藥：

實證宜選用清熱利濕通淋作用的車前草、瞿麥、扁豆、白茅根、石葦、金錢草等。虛證宜選用益腎健脾的桑葚、狗脊、山茱萸、枸杞子、黨參、黃耆、白朮、山藥、茯苓等。

（三）加強體育鍛鍊，增強體質

人到老年，身體的功能不可避免地會日趨衰退，機體器官亦會衰老，而積極參加鍛鍊，能有效地防治疾病，

增強體質，延緩衰老。要做到動靜結合，勞逸適度，可以參加各種適量的肢體鍛鍊，如太極拳、木蘭拳、有氧體操等，亦可以參加書法、美術、棋藝等活動，這就是動與靜的結合，老年人若做到動靜結合，勞逸相宜，則衰老可延緩，機體免疫力可以增加，泌尿系統感染的機會亦可減少，另外亦必須加強自身的衛生保健，經常清洗下身等，亦可防治泌尿系統感染。

（四）防止泌尿系統感染的自我按摩方法

按摩是一種古老的自我保健方法，在我國有悠久的歷史，是中醫學中寶貴的遺產之一。按摩方法簡單、有效、易行，對防治老年泌尿系統感染有一定效果，在此向老年朋友們介紹一下。

1揉摩脘腹，斜擦丹田。操作方法：兩手掌相疊，以指掌面施摩脘腹，順時針升摩輕柔，降摩穩實，沿結腸方向揉摩5～10分鐘。兩手掌相疊，以掌心按壓於腹部並隨呼吸起伏而輕重交替5～10次。兩手平掌，以小魚際側斜擦肚腹兩側，分別由兩旁向中下方斜向緩和推擦，自上而下慢慢移動，3～5遍，以溫熱為度。功效：溫通氣血、清疏下焦，改善和促進胃腸道功能，增進泌尿生殖系統功能，改善膀胱固攝尿液的功能。

2揉按腰臀，斜擦腎俞。操作方法：兩手張開，以拇指按揉或兩手虛掌，以食指指間關節突起，按揉腰脊兩旁腧穴：脾俞、腎俞、大腸俞各5～10次，以痠脹為度。兩手以虛掌拍擊，虛拳捶擊兩側腰脊、腰？：以命門—腰陽關—八髎為序，3～5遍。兩手以魚際、掌根推擦兩側腰臀、腰骶、脾俞至八髎10～15次，以溫熱為度。功效：固腎健腰、溫經通絡、補腎固精，對男女泌尿系統疾病有防治作用。

3搓膝蓋，擦足底。操作方法：兩手以指掌相對搓摩膝關節兩側，左右交替，各2～3分鐘，以溫熱為度。足部擱於對側大腿，一手握住足趾部，一手以小魚際側推擦足底，左右交替各3～5分鐘，以溫熱為度。功效：固元益腎，溫經通絡。辨症加減：若尿痛甚者，可加揉氣海、關元等穴，每穴2～3分鐘，以痠脹為度，並擦摩少腹5分鐘，以透熱為度。若尿頻者，除按以上三步操作外，還可加揉足三里、血海穴，每穴2～3分鐘，以痠脹為度。

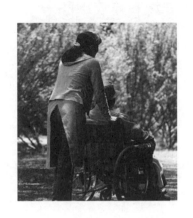

第二章、常見老年婦科疾病與防治

　　婦女進入停經後期，此期卵巢功能尚存，但呈進行性衰退至完全喪失，即進入老年期。女性生殖器進入老年期後，由於卵巢功能完全喪失，內外生殖器都發生萎縮，表現為子宮、卵巢明顯萎縮變小，最後發生硬化和捲曲，陰道黏膜變薄失去彈性，分泌物減少呈鹼性，陰阜、大陰唇處皮下脂肪消失，即變平，附近肌肉韌帶變薄、鬆弛，易發生陰道肉阜、老年性陰道炎、膀胱炎以及子宮脫垂、尿失禁等。一些疾病隨著年齡的增長如子宮體癌、卵巢癌、外陰癌等腫瘤發病率增高，因此在老年期應重視婦女保健。

第一節：外陰瘙癢症的防治

一、外陰瘙癢症的病因

　　老年人常有皮膚瘙癢，而外陰瘙癢又是老年婦女常見的皮膚病，所謂老年外陰瘙癢症，是指老年婦女在外陰局部有明顯或頑固的瘙癢感覺，有的是全身性瘙癢症的局部表現；有的僅是局限於女陰的局部瘙癢。此外，外陰局部有皮膚病也常伴瘙癢，醫學上叫繼發性外陰瘙癢症。外陰瘙癢症的病因，一般有以下幾種。

1是炎症疾病引起。常見的瘙癢性皮膚病均可累及外陰產生外陰瘙癢，像疥瘡、虱病、真菌感染和接觸性皮炎，其他如直腸炎、子宮頸炎、陰道炎也常常引起不同程度的瘙癢。肛門瘙癢也是常常引起外陰瘙癢的原因。外陰、陰道的念珠菌感染或滴蟲感染是瘙癢的常見原因。

2是內科疾病的反應。不少內科疾病像肝病、膽道疾病、腎臟病、腫瘤、糖尿病等都可以反映到外陰瘙癢。老年婦女的糖尿病患者，外陰瘙癢可能是糖尿病本身的特有表現或是它的先驅症狀。因此，皮膚科和婦產科的醫生們常常根據外陰瘙癢的線索，對患者進行小便測定和糖耐量試驗檢查，發現了一些潛在的或輕微的糖尿病。

3是精神因素。情緒緊張常常和外陰瘙癢同時存在，無疑緊張也常常受外陰瘙癢的影響，它們互為因果，支配著外陰瘙癢症的發生與發展。失眠與老年外陰瘙癢往往互為因果，互為聯繫，失眠可以進一步加劇情緒刺激，造成外陰瘙癢的惡性循環。

4是物理和生理因素的影響。外陰或其周圍出汗過多，潮濕、浸漬常常引起瘙癢；局部接觸過敏引起瘙癢是十分常見的，如清洗外陰所用的肥皂的刺激或過

敏,不適當內褲的接觸過敏;外陰或肛門的分泌物及排泄物如得不到洗濯或清除也會促成和加劇外陰瘙癢症的發生。體液和內分泌代謝的紊亂與外陰瘙癢也有密切聯繫。老年婦女皮膚乾燥脫屑很容易產生包括外陰在內的瘙癢症。她們由於內分泌代謝障礙,缺乏某些維生素等物質,如維生素E的缺乏,可以影響脂肪代謝的紊亂。女陰的皮膚黏膜乾枯、脫屑、萎縮等都是形成女陰瘙癢的有關因素。

有關外陰瘙癢症的表現:從主觀感覺來說,瘙癢可以是持續性的,也可以是陣發性的,常常夜晚加重。瘙癢的程度不一,有些奇癢無比,搔得鮮血淋漓而後快。從部位來說,主要發生在陰唇外側,亦可累及小陰唇、陰阜等,擴散到肛門也是常見的。從客觀檢查來看,由於反覆搔抓,局部可以引起擦傷、表皮剝脫、血痂、糜爛或苔蘚樣變化,繼發性感染和毛囊炎、癤腫、淋巴結炎也常有發生。

二、外陰瘙癢症治療及護理

(一)內用藥物治療

1抗組胺類藥:傳統的抗組胺藥物如氯苯那敏(撲爾敏)、苯海拉明、羥秦(安泰樂)、賽庚啶等均有鎮

靜止癢作用，可用於本病的治療。非鎮靜性抗組胺藥物如阿司咪唑（息斯敏）、氯雷他定、西替利秦、特非那定、阿紮他定（氮他定）等，對全身性瘙癢也有一定療效。對病程長、症狀重、療效不佳者，可聯合用藥，以提高效果。H1 受體拮抗劑可與西咪替丁（甲氰咪胍）、雷尼替丁等 H2 受體拮抗劑聯合應用，有時能提高療效。

2 藥物療法：維生素 B1、維生素 C、硫代硫酸鈉、穀維素、溴劑、鈣劑及鎮靜催眠劑等藥物，可根據病情選擇應用或與抗組胺類藥物並用。

性激素治療：女性老年性瘙癢患者可服己烯雌酚 0.5mg，2 次 / 天，或用黃體酮 10mg，肌內注射，1 次 / 天。對月經期加劇的瘙癢症可在月經前 10 天肌注黃體酮 10mg，月經前 5 天肌注 5mg，如果經期不準，則在月經來潮後第 20 天肌注 10mg，第 25 天時再肌注 5mg。

3 封閉療法：0.25％鹽酸普魯卡因 10 ～ 30CC，或按每天每公斤體重 4 ～ 6mg 計算加入生理鹽水或 5％葡萄糖鹽水 500CC 中。靜脈封閉，1 次 / 天，10 次為 1 個療程。應用前應做皮膚過敏試驗，應用過程中要嚴密觀察，個別患者可能發生過敏性休克等不良反應。

(二) 局部療法

局部療法一般結合全身療法進行，原則上鎮靜止

癢、潤澤皮膚，用 pH4 弱酸配方的女性護理液，可以局部冷敷，有一定止癢效果。局限性瘙癢病可用曲安奈德（確炎松）、潑尼松龍（強的松龍）、地塞米松等藥物做局部封閉，也可採用維生素 B12、苯海拉明、異丙秦（非那根）、山莨菪鹼（654 － 2）等藥物穴位注射。會陰部瘙癢病可採用穴位封閉療法，如用異丙秦（非那根）125mg 與維生素 B12 做長強穴封閉，每週 2 ～ 3 次，多數有效。

（三）物理與放射療法

全身性瘙癢病可行礦泉浴、糠浴、澱粉浴或紫外線照射與藥浴並用、皮下輸氧。局限性瘙癢病可選用高頻電療或局部液氮冷凍噴霧，透皮電神經刺激，但對外陰部的瘙癢不適宜採用核素 32P 90Sr 或淺部 X 光線照射。

（四）中醫藥治療

中醫認為，外陰瘙癢症常與肝脾腎失常有關。臨床以肝經濕熱、肝腎陰虛和肝脾不調等為多見。近年來，採取中藥治療方法，如用徐清宣堂燻陰散。內服方龍膽瀉肝湯：車前子 10 克、木通 6 克、黃芩 6 克、龍膽草 6 克、梔子 9 克、當歸 10 克、生地黃 15 克、澤瀉 10 克、柴胡 6 克、 草 4 克。水煎兩次，早晚分服。10 天為 1 個療程。

三、外陰瘙癢症食療方

外陰瘙癢症是老年人的一種常見婦科病，那麼患者應該吃哪些對身體好？首先，要多吃一些含蛋白質和糖類豐富的食物。例如：牛奶、豆漿、蛋類、肉類等。其次，要多飲水，多吃新鮮的水果和蔬菜。如蘋果、梨、香蕉、草莓、奇異果、白菜、青菜、油菜、香菇、紫菜、海帶等。再次，外陰瘙癢症宜食涼血解毒食物，如綠豆、米、黃瓜、苦瓜、馬齒莧、綠茶等。

外陰瘙癢症最好不要吃那些食物？

一類是禁食發物。如魚類、蝦、蟹、雞頭、豬頭肉、鵝肉、雞翅、雞爪等，食後會加重陰部的瘙癢和炎症。二是要盡量少吃辛辣、刺激的食物。例如：洋蔥、胡椒、辣椒、花椒、芥菜、茴香。避免吃油炸、油膩的食物。如油條、奶油、黃油、巧克力等，這些食物有助濕增熱的作用，會增加白帶的分泌量，不利於病情的治療。三是要戒菸戒酒。菸酒刺激性很強，會加重炎症。

第二節：老年性陰道炎的防治

一、老年性陰道炎的臨床表現

老年性陰道炎常見於停經後的老年婦女，因卵巢功能衰退，雌激素水平降低，陰道壁萎縮，黏膜變薄，上

皮細胞內糖原含量減少，陰道內 pH 上升，局部抵抗力降低，致病菌容易入侵繁殖並且引起炎症。主要症狀為陰道分泌物增多及外陰瘙癢、灼熱感。檢查見陰道呈老年性改變，上皮萎縮，皺襞消失，上皮變平滑、菲薄。陰道黏膜充血，有小出血點，有時見淺表潰瘍。若潰瘍面與對側黏連，陰道檢查時黏連可被分開而引起出血，黏連嚴重時可造成陰道狹窄甚至閉鎖，炎症分泌物引流不暢可形成陰道積膿甚或宮腔積膿。

二、老年性陰道炎預防

　　婦女停經後約有 30% 的人會發生老年性陰道炎。因此，老年婦女在生活中要特別注意自我護理，講究衛生，注意飲食，減少陰道感染的機會。

　　1 發生老年性陰道炎時不要因外陰瘙癢即用熱水燙洗外陰。雖然這樣做能暫時緩解外陰瘙癢，但會使外陰皮膚乾燥粗糙，不久瘙癢會更明顯。清洗外陰時宜使用溫水。

　　2 患病期間每日換洗內褲。內褲要寬鬆舒適，選用純棉布料製作。

　　3 外陰出現不適時不要亂用藥物。因為引起老年性陰道炎的細菌多為大腸桿菌、葡萄球菌等雜菌，不似育

齡期女性以真菌性陰道炎、滴蟲性陰道炎最多見，因此不要亂用治療真菌或滴蟲的藥物，更不要把外陰陰道炎當作外陰濕疹而亂用激素藥膏，這樣會適得其反。

4平時注意衛生，減少患病機會。

不要為了「消毒殺菌」就使用肥皂或各種藥液清洗外陰。因為老年婦女的外陰皮膚一般乾燥、萎縮，經常使用肥皂等刺激性強的清潔用品清洗外陰，會加重皮膚乾燥，引起瘙癢，損傷外陰皮膚。清洗外陰時應用溫開水，裡面可以加少許食鹽或食醋。選用的衛生紙應該帶有「消准」字樣的產品。勤換洗內褲。自己的清洗盆具、毛巾不要與他人混用。

5由於老年婦女陰道黏膜菲薄。陰道內彈性組織減少，因此過性生活時有可能損傷陰道黏膜及黏膜內血管，使細菌乘機侵入。解決方法：可以在性生活前將陰道口塗少量油脂，以潤滑陰道，減小摩擦。

6在飲食預防方面。老年性陰道炎宜多進清淡而有營養的飲食，例如牛奶、豆類、魚類、蔬菜、水果等。飲食宜稀軟清淡，可選用米、糯米、山藥、扁豆、蓮子、薏苡仁、百合、紅棗、桂圓肉、栗子、黑芝麻、黑大豆、蚌肉、核桃仁、動物肝臟、蛋類等補益脾腎的食物。忌食蔥、薑、蒜、辣椒等辛熱刺激性食物，以免誘

發陰道瘙癢。忌海鮮發物、腥羶之品，如黃魚、帶魚、黑魚、蝦、蟹等水產品。忌甜膩食物：油膩食物如豬油、肥豬肉、奶油、牛油、羊油等，高糖食物如巧克力、糖果、甜點心、奶油蛋糕等。

三、老年性陰道炎的治療

老年性陰道炎的治療原則為增加陰道抵抗力及抑制細菌的生長。增加陰道酸度可以用 1%乳酸液或 0.1%～0.5%醋酸液沖洗陰道，增加陰道酸度，抑制細菌生長繁殖，每日 1 次。甲硝唑 200mg 或氧氟沙星 100mg，放於陰道深部，每日 1 次，7～10 日為 1 個療程。增加陰道抵抗力：炎症較重者，需應用雌激素製劑。雌激素可以局部治藥，也可以全身給藥。己烯雌酚 0.125～0.25mg，每晚放入陰道 1 次，7 天為 1 個療程，或用 0.5%己烯雌酚軟膏塗布。全身用藥可口服尼爾雌醇，首次 4mg，以後每 2～4 週 1 次，每次 2mg，維持 2～3 個月。尼爾雌醇是雌三醇的衍生物，劑量小，作用時間長，對子宮內膜影響小，較安全。

乳癌或子宮內膜癌患者禁用雌激素製劑。補充少量雌激素是老年性陰道炎的治療原則，可使陰道黏膜增厚，增強抵抗力。但是雌激素的不合理使用易引發子宮

內膜癌和乳癌，所以一定要在醫生指導下使用。補充雌激素，食補比藥補更安全。建議老年女性以及有卵巢早衰徵兆的中年婦女，早晚空腹時用涼開水送服 1 ～ 2 湯匙新鮮蜂王漿，並堅持每天喝一杯鮮豆漿，或者吃一份豆製品，因為蜂王漿和大豆都含有豐富的天然雌激素。

英美科學家經過研究，揭示了東方女性容顏俏麗、肌膚細膩、乳癌發生率較歐美低的奧秘是大豆，大豆（黃豆）堪稱「雌激素之王」。由於該病的發生與 B 群維生素的缺乏有關，因此可適當服用複合維生素 B，蜂蜜、枸杞子、核桃仁、紫菜等食物富含 B 群維生素，可以適當多吃。

第三節：子宮脫垂的防治

子宮位於盆腔中央，呈倒置梨形，前面扁平，後面稍凸出。維持子宮正常位置主要靠四對韌帶、盆底肌肉及筋膜的支撐作用。婦女進入老年期後，由於雌激素的影響，生殖器官發生一系列退行性變化，盆底組織肌肉鬆弛，韌帶和筋膜組織亦薄，失去彈性，減弱對子宮的支撐作用，子宮頸外口下降於坐骨棘水準以下，若盆底組織在分娩時曾受損或先天性發育差，因生理性組織鬆弛易在老年期發生子宮脫垂。其次老年婦女常因慢性氣

管炎、肺氣腫等引起咳嗽、習慣性便祕等，腹壓持續性增高也可導致子宮脫垂。

　　子宮脫垂與脫垂程度有關，因子宮下垂牽拉子宮韌帶及盆底組織引起腰痠下墜感，陰道有塊狀物脫出。子宮脫垂常併有陰道前後壁膨出及直腸膨出，患者有大小便改變如尿頻、尿瀦留、排尿困難或張力性尿失禁、排便困難等，由於宮頸長期曝露在外，可因慢性炎症，致宮頸肥大，又因陰道分泌物增多及長期摩擦局部可發生糜爛、破潰、出血等。

一、子宮脫垂的手術治療

　　子宮脫垂的手術治療目的是消除症狀，修復缺陷的盆底支援組織，需根據患者年齡、生育要求、子宮脫垂的發病機制及解剖方面的變化，加以選擇。手術方式雖很多，主要可歸納為下列幾種。

　　1縮短鬆弛的主韌帶：以改進子宮的支持力量。適用於年齡較輕、希望保留子宮的II、III度子宮脫垂患者。

　　2子宮懸吊術：透過縮短子宮圓韌帶或利用一些生物材料製成的各種吊帶，透過腹腔鏡把吊帶一端縫於子宮，另一端固定於骶前組織，達到懸吊子宮和陰道的目

的。

3 糾正子宮形態異常：如子宮頸已延長肥大者，必須切除部分子宮頸，以恢復宮頸正常長度。

4 縮短恥骨膀胱宮頸筋膜，加強前陰道壁的支持力。縫合恥骨尾骨肌裂隙，重新建立功能良好的會陰體。常用術式為陰道前後壁修補、會陰修補及部分子宮頸切除術，操作較簡單，效果較好，適用於大多數子宮脫垂者。

5 經陰道子宮全切術及陰道前後壁修補術：適用於Ⅱ、Ⅲ度子宮脫垂伴陰道前後壁脫垂、年齡較大、不需保留子宮的患者。

二、子宮脫垂的非手術治療

子宮托治療：子宮托很早就被用來治療子宮脫垂。子宮托治療是利用肛提肌的恥骨尾骨肌束將子宮托盤支撐於陰道穹窿部，阻止子宮頸下降，維持子宮頸在坐骨棘水準。該法簡便易行，能使患者自行掌握，可用於各度子宮脫垂。子宮托種類繁多，常用的子宮托為塑膠製蘑菇式。按托盤大小分為大、中、小 3 號（直徑或橫徑分別為 6、5、4 公分）。托盤又分為圓形與橢圓形兩種。使用最多的為中號。托柄長約 5 公分，向前彎曲以適合

陰道彎曲度。一般晨起勞動前放托，晚間取出，洗淨。月經期最好不用。塑膠托表面光滑，遇酸鹼不易變質，對組織刺激性小。上托後，症狀即消失，可參加各項勞動而無痛苦。如能配合針灸、中藥治療，效果更好。會陰重度裂傷、生殖道炎症、重度子宮脫垂無法還納於陰道者、宮頸過度延長或懷疑癌變者、尿痛或糞痛後、產褥期、盆腔腫瘤或合併腹水者均不宜使用子宮托。

1 體育療法：體育療法也可治療輕度子宮脫垂。如肛提肌鍛鍊，用力收縮肛門，每次連續進行10分鐘左右，每日數次，第一次鍛鍊應在起床前進行。有壓力性尿失禁每次排尿時應有意識地停頓排尿動作數次，並形成習慣。

2 穴位注射療法：提托穴，用25％～ 5％當歸注射液或紅花注射液10 ～ 20CC，注入深1 ～ 15寸（3 ～ 45公分），每日或隔日1次，7次為1個療程。足三里、三陰交單用5％當歸注射液2CC，每穴注入1CC。關元、石門、維胞用麥角新鹼0.2CC，徐徐推入，第一次用關元穴無不良反應後，次日用關元、石門穴，2 ～ 7天治療1次。子宮恢復後4 ～ 10天治療1次，1個月為1個療程。

第四節：婦科惡性腫瘤的防治

一、宮頸癌

宮頸癌在女性生殖器腫瘤中佔首位，隨人口壽命增加，近年子宮頸癌的發病率有上升趨勢，常發生在40～65歲婦女，病因不明，常與早婚、早育、多次分娩、慢性宮頸炎有關。老年宮頸癌特點為早期症狀不典型。由於老年婦女宮頸萎縮，鱗狀上皮交界處向頸管內移位，癌變向宮頸內浸潤，陰道檢查不易發現，陰道出血是宮頸癌常見的典型症狀之一。但老年婦女，因性生活減少或停止，接觸性出血較少，當腫瘤發展到一定階段後，才有明顯症狀，如陰道不規則出血，呈持續性或間斷性。晚期由於癌組織壞死、感染可出現陰道分泌物呈膿性或米湯樣的惡臭白帶。

宮頸癌的治療應依宮頸癌分期進行治療，以手術治療為主，輔以放療。

1 原位癌：全子宮切除加雙附件切除術。

2 宮頸癌Ⅰ期、Ⅱ期：採用手術治療或放射治療，手術治療行全子宮切除加淋巴清除術。

3 宮頸癌Ⅱ以上：以放射治療為主，輔之以化療。

宮頸癌早期對消化道功能一般影響較小，以增強患者抗病能力，提高免疫功能為主，應盡可能地補給營養

物質，蛋白質、糖、脂肪、維生素等均可合理食用。當患者陰道出血多時，應服用些補血、止血、抗癌的食品，如藕、薏苡仁、山楂、黑木耳、烏梅等。當患者白帶多、如水樣時宜滋補，如食用甲魚、鴿蛋、雞肉等。當患者帶下多黏稠、氣味臭時，宜食清淡利濕之品，如薏苡仁、小紅豆、白茅根等。手術後飲食調養以補氣養血、生精填精之膳食，如山藥、桂圓、桑葚、枸杞子、豬肝、甲魚、芝麻、阿膠等。放療時飲食調養以養血滋陰為主，可食用牛肉、豬肝、蓮藕、木耳、菠菜、芹菜、石榴、菱角等；若因放療而出現放射性膀胱炎和放射性直腸炎時，則應給予清熱利濕、滋陰解毒的膳食，如西瓜、薏苡仁、小紅豆、荸薺、蓮藕、菠菜等。

　　化療時飲食調養以健脾補腎為主，可用山藥粉、薏米粥、動物肝、阿膠、甲魚、木耳、枸杞子、蓮藕，香蕉等。出現消化道反應，噁心、嘔吐、食欲不振時，應以健脾和胃的膳食調治，如蔗汁、薑汁、烏梅、香蕉、金橘等。宮頸癌晚期，應選高蛋白、高熱量的食品，如牛奶、雞蛋、牛肉、甲魚、小紅豆、綠豆、鮮藕、菠菜、冬瓜、蘋果等。宮頸癌由氣血瘀滯、痰濕凝聚、毒熱蘊結而致，用膳應禁忌肥膩 醇、辛辣香竄、油煎烤炸等生濕、生痰、燥熱、易致出血的食品。患者白帶多，如

水樣時，忌食生冷、瓜果以及堅硬難消化的食物；帶下多黏稠，氣味臭時，忌食滋膩之品。

二、宮體癌

　　宮體癌在老年婦女當中較為多見，多發於 50 歲以上，病因尚不明，但認為與長期雌激素的刺激、肥胖、高血壓、糖尿病有關，患者多未婚、未育，或生育少、停經晚。宮體癌分彌漫型及局限型兩類，前者病變累及宮腔全部或大部分內膜，後者癌腫範圍局限，僅累及一部分子宮內膜，表現為癌變範圍不大，但往深部侵犯肌層，致使子宮體增大或壞死、感染，形成宮壁潰瘍，甚至穿通。

　　宮體癌的臨床表現主要包括以下幾個方面：①不規則陰道出血，以停經後陰道出血為典型症狀，量不多但持續不斷。②白帶增多，黃色水樣，有時為血性，當癌灶潰爛感染時，流液呈膿性，併有惡臭。③頸管被癌組織堵塞或因年老宮頸萎縮閉鎖時，膿液積存宮腔而成積膿，早期有下腹部陣發性疼痛，是癌組織或血塊刺激子宮引起。④晚期出現惡病質，陰道出血量多，併有嚴重貧血。

　　Ⅰ期宮體癌可做全子宮加雙附件切除。Ⅱ期行廣泛

性子宮切除加淋巴清除。年老體弱或晚期癌不宜手術者可用深部 X 光線照射、鐳療或激素治療。對於老年人，應加強衛生教育，對不規則陰道出血應讓患者重視，不管出血量多少，都應檢查診斷明確，部分年老婦女欠缺防病知識，不願到婦科治療，為此多宣傳，定期普查、普治，十分重要。

三、卵巢癌

　　老年婦女以患惡性腫瘤者多見，早期無症狀，對原因不明消瘦、食欲不振、腹脹、腹部包塊等應提高警惕，早期明確診斷、早期治療。老年婦女卵巢萎縮，婦科檢查時發現卵巢正常大小或增大時應引起重視，嚴密隨診觀察，有明顯腹水時已屬晚期。卵巢癌的治療當前多實施以手術為主，放療、化療為輔的治療原則。手術後按手術期別、腫瘤性質、殘存腫瘤或淋巴結轉移情況決定化療方案。卵巢癌患者要注意起居有時，適當運動，不能過勞。治療期間，應保持體力，飲食應營養豐富。除牛奶、雞蛋外，要多食用新鮮蔬菜、水果，補充蛋白質和多種維生素、忌食母豬肉。術後應注意多服養身調經、滋補肝腎之品，如石榴、羅漢果、桂圓、桑葚、黑芝麻、黑木耳、綠豆、鯽魚、鯉魚。

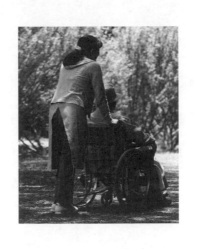

第三章：常見老年五官科疾病與防治

第一節：老年人眼部疾病的防治

　　眼是人類最重要的感覺器官之一，也是最能讓人感受到其不適或病變的感覺器官。在老年人中，經常會產生各種各樣的眼疾，比如我們常見的老花眼、白內障等。下面就來看看老年人常見的眼疾以及產生這些眼疾的原因。

一、老花

　　老花是因人老後晶狀體硬化或部分硬化，對光感調節不足，致使光線的焦點不能準確聚集在視網膜上，而落在視網膜後面，使看近距離的物品和文字會出現模糊不清的現象。一般人在 40 歲左右都會開始出現不同程度的老花。

　　應對方法：調整營養是預防和減輕老花眼症狀的最好方法。飲食方面，用眼比較多的老年人應在平時多攝食富含維生素A、維生素B的食物，可適當多食具有明目功效食物，如黑豆、黑芝麻、瘦肉、魚、蛋、牛奶、肝臟以及菠菜、胡蘿蔔、南瓜、核桃、桂圓、荔枝等。

二、乾眼症

　　乾眼症是老人常見的眼表疾病之一，主要是由淚液

的質或量以及淚液動力學的異常引起的。乾眼症的原因非常多，老年人常見的是瞼板腺功能障礙、長時間近距離工作以及患有糖尿病、類風濕等全身病等。

應對方法：要注意是否有眼乾、眼癢、異物感、燒灼感、容易疲勞等症狀，如果存在，不要忽視，及時就診，進行規範治療。在日常生活中，可用除濕器適當減低環境的濕度，讓老人少吹風，少吹冷氣，減少注意力集中的工作等方法，來配合緩解乾眼症的不適。

三、易流淚

產生原因：因為老年人眼皮鬆弛，肌肉發生退行性改變，這些老年性改變一方面可導致淚小點（靠近內眼角邊緣有兩個小孔）位置異常，另一方面可使「泵出」功能（淚水的流出並不是一個被動的「流動」過程，而是一個主動的「泵」的過程）減退，「出口不正」和「排出無力」是老年人工流產淚的主要原因。另外，因眼白（結膜）鬆弛，導致眼淚不能正常分佈和流動而直接排到眼外，也是老年人工流產淚的一個重要原因。

應對方法：我們應該注意觀察老人在日常生活中表現出的任何不適。也許父母都比較吃苦耐勞，對於小小的不適可能不會太在意，感覺忍一下就可以了，但子

女如果發現老人眼淚汪汪或經常擦拭眼睛或有明顯的迎
風流淚等情況時，一定要盡早督促並陪同老人去醫院檢
查，透過正規的治療來解除不適。

四、白內障：最常見的致盲性眼病

　　目前白內障仍然是最常見的致盲性眼病。所謂白內
障，就是在老化過程中，透明的晶狀體變性失去透明性，
混濁的晶狀體就像不透明的玻璃，遮擋視線，導致患者
視力逐漸下降，白內障常常雙眼發病。白內障早期沒有
特別治療，局部用一些外用藥和服用維生素類藥物可延
緩白內障的發展，但是往往最終還是需要手術治療。施
行白內障摘除術和人工晶體植入，完全可以讓患者的視
力恢復到正常水準。手術時機的選擇需要結合個人具體
情況，聽取專科醫生的建議。

　　忠告：現在有不少宣傳，說藥物能夠治療白內障，
這是誤導。藥物對白內障的形成只能產生延緩的作用，
不可能根治，否則只會白花錢。最根本的是以預防為
主。

五、青光眼：不可逆的致盲眼病

　　青光眼致盲後不能復明，是一種嚴重危害老年人視
力的眼病，老年人最易患急性閉角型青光眼。一旦發病，

一定要在用藥物控制眼壓之後，及早接受手術治療。閉角型青光眼是一個必須手術治療的眼病，不能長期用藥物維持。另外慢性開角型青光眼，由於缺乏自覺症狀，很容易被患者忽視，偶感眼睛發脹、眼眶痠痛、輕度的視物模糊及虹視。因此在檢查中發現眼壓升高的患者，尤其是有糖尿病、高血壓及青光眼家族史者，應及時去醫院眼科做進一步檢查，以便明確診斷。許多患者用藥之後眼壓有所降低，以為病治好了，就只顧用藥不複查，結果病情還在繼續惡化。這是因為眼壓下降只是一個指標，還要觀察其他視功能的情況。所以，治療有效不等於治癒，患者一定要遵囑定期複查。

　　忠告：青光眼早期不易發現，在不知不覺中奪走人的視力，一旦發現時往往視神經已萎縮，因此早期的檢查和診斷相當重要。40歲以上的高血壓、動脈硬化、白內障和近視眼人群，尤其要注意定期檢查。

六、老年黃斑變性：可導致視力減退

　　黃斑部是視覺最敏銳的部位，老年人黃斑部的視覺細胞和色素上皮細胞嚴重退化稱為老年黃斑變性，可以導致視力減退。老年黃斑變性分為濕性和乾性兩種，前者黃斑部有異常的新生血管膜，對視力的影響較快而且

顯著，後者則以黃斑部萎縮性改變為主，一般發展較緩慢，晚期影響視力。

　　忠告：良好的生活習慣、注意紫外線的防護、補充維生素及其他一些抗氧化藥物，特別是葉黃素對預防老年黃斑變性有一定幫助。

七、視網膜動脈阻塞：最危急的老年眼病

　　視網膜的主要供血來自視網膜中央動脈，一旦阻塞，就會失去供血，發生功能障礙，病情發展極快，往往幾十分鐘內，視網膜功能就會完全喪失且不可逆轉。動脈阻塞常發生在原有高血壓動脈硬化或心臟病的患者，突然出現一眼視力下降，要立即去醫院就診，分秒必爭進行搶救。

　　忠告：不少患者都曾有一過性黑蒙的病史，但往往被忽視。如果能夠更早地發現並加以預防，結果將完全不同。

八、糖尿病眼病：全身性疾病合併的眼疾也會致盲

　　糖尿病是威脅中老年人健康的常見病和多發病，常常會導致糖尿病視網膜病變、併發性白內障、視神經損害、黃斑部病變、玻璃體積血等。特別是糖尿病性視網

膜病變，病程長，晚期造成視力嚴重損害的同時，還可以繼發新生血管性青光眼，加重患者的痛苦。目前我國已成為僅次於印度的世界第二的糖尿病大國，但只有1/3的糖尿病患者對糖尿病眼部併發症有所瞭解，大部分的糖尿病患者沒有定期檢查眼底的意識。

忠告：嚴格控制血糖、血脂及血壓，早期發現眼部併發症，及時行眼底視網膜光凝治療，聯合中藥辨症治療是糖尿病視網膜病變治療的關鍵。出現玻璃體積血、增殖性視網膜病變和牽拉性視網膜脫離時要及時採用手術治療。

九、視網膜脫離：警惕突發並併有閃光感的飛蚊症

視網膜脫離雖然不是一種很常見的眼病，但是發病率近年有增多趨勢，在中老年患者中並不少見。視網膜脫離的治療效果不僅與醫生的手術水準相關，與患者對疾病的認識和重視程度也密切相關，及時就診、及早手術能夠獲得很好的治療效果，而拖延時間愈久，效果愈差。

忠告：高度近視、外傷和視網膜脫離關係密切，許多視網膜脫離患者都有玻璃體混濁（飛蚊症）的前驅症狀，當然，不是有了玻璃體混濁就一定發生視網膜脫

離，但對於突然發生的併有閃光感的飛蚊症，要特別加以重視，及時就診。

十、老人防盲護眼要注意

老人防盲護眼，首先要改變不良生活習慣，戒菸限酒，適當運動，避免發胖，控制體重；要做好眼睛防護，防止強光刺激和紫外線的損害。其次，老人防盲護眼要注重飲食調理。注意水分的補充：避免機體缺水，老年人體內缺水，是導致晶狀體變混濁的原因之一。要養成多飲水的習慣，每天保證飲水在 2000CC 以上，天氣炎熱或運動出汗後飲水量還要增加。茶葉中所含有的大量鞣酸以及微量元素硒、鋅、鉀等，可以阻斷體內產生自由基的氧化反應發生，有預防白內障和黃斑變性的作用。

1 多吃含維生素 C 的食物：維生素 C 能減弱光線對晶狀體的損害，具有防止老年性白內障形成的作用。富含維生素 C 的食物有番茄、菠菜、洋蔥、大白菜、四季豆以及草莓、橘子、柚、橙等。

2 多吃含維生素 E 的食物：血液中維生素 E 含量低也會加重白內障。因為維生素 E 降低時會增加氧化反應，易使晶狀體的蛋白質凝集變性，導致混濁。從蔬

菜、葵花籽油、花生油、穀類、豆類、深綠色植物、肝、蛋和乳製品中，都可獲得較多的維生素E。

3 多吃深綠色蔬菜：新鮮蔬菜和水果，尤其是深綠色蔬菜，都含有豐富的維生素C以及葉黃素，能預防白內障。

4 多吃含硒豐富的食物：人體缺硒能誘發白內障和黃斑變性，這早已被科學家證實。富含硒的食物有魚、蝦、乳類、動物肝臟、肉類、堅果類等。

5 多吃含鋅豐富的食物：血清鋅水準與白內障發病率有關。在動物性食物中，以牡蠣、魚、瘦肉、動物內臟、蛋類中含鋅量高。植物性食物中，粗糧、海藻類、堅果、豆類、大白菜、蘿蔔、茄子中含鋅較多。

第二節：老年人耳部疾病的防治

耳朵位於眼睛後面，它具有辨別振動的功能，能將振動發出的聲音轉換成神經信號，然後傳給大腦。在腦中，這些信號又被翻譯成我們可以理解的詞語、音樂和其他聲音。

一、外耳道炎或癤腫

由於老年人外耳道皮膚發生退行性改變，耵聹腺及皮脂腺萎縮，缺乏保護層，降低了抗菌防護，而且耳道內皮蛻變乾癢，患者經常搔挖易損傷而致感染。外耳道炎或癤腫導致耳內劇痛影響睡眠和工作，有時併有低熱。

1治療：可滴2％酚 油消炎，用5％氯黴素丙二醇及氧氟沙星鎮痛、消炎、止癢。老年人用抗生素時間太久，易患外耳道真菌病，導致耳內奇癢，可滴1％水楊酸乙醇、3％慰歐仿（碘氯羥基喹）洗劑或3％硼酸乙醇；乾燥者可塗咪康唑霜或制黴菌素軟膏。對耳道癤腫未成熟時，可用熱敷和理療，局部塗10％魚石脂軟膏，成熟後應切開引流，應用抗生素。

2預防：糾正挖耳習慣，耳癢時可用4％硼酸乙醇擦耳，游泳、淋浴或洗頭後應及時將外耳道擦乾。對反覆發作者應排除糖尿病疾患。

另外，還有惡性外耳道炎，它好發於糖尿病患者，發病常由一般外耳道炎開始，常規治療無效，其症狀特點為外耳道嚴重腫脹、壓痛，骨與軟骨交界處可有肉芽。肉芽組織可向鄰近組織發展，可形成通向乳突、耳郭周圍或顱底的瘻管。感染可波及面神經導致面癱，也可影響其他顱神經。早期該病病死率達50％，隨著藥物學進

展，目前採用大劑量廣譜抗生素，嚴格控制糖尿病，加上局部徹底清創術，除去壞死組織，防止炎症擴展，可控制病情。還應注意對貧血和營養不良等進行治療，以增加身體抵抗力。

二、中耳炎

人的中耳與鼻咽部之間有一條管道叫咽鼓管，如果某種原因阻塞了咽鼓管，造成中耳積液，引起耳部阻塞感和聽力下降，稱為分泌性中耳炎。由於感冒、扁桃體發炎或鼻咽炎，使細菌經咽鼓管而入中耳，引起中耳黏膜發炎，稱化膿性中耳炎。

老年人以分泌性中耳炎最為常見，慢性化膿性中耳炎次之，急性化膿性中耳炎少見。分泌性中耳炎表現為，許多患者患上呼吸道感染後，自覺耳悶和聽力差，在牽拉耳郭、按壓耳屏時，耳悶現象可短暫消失。慢性化膿性中耳炎是指患耳常年有膿、鼓膜穿孔併有不同程度的耳聾，容易發生顱內和顱外併發症。對分泌性中耳炎，應檢查鼻咽部，排除鼻咽癌。分泌性中耳炎應積極治療上呼吸道感染，恢復咽鼓管功能。早期可用 2% 酚 油滴耳，複方佚喃西林或麻黃鹼滴鼻，理療，咽鼓管通氣。若聲導抗檢查呈 B 型曲線，示中耳積液，應採取鼓膜穿

刺或切開。若反覆發作，可行中耳腔置管術。嚴重者可
服稀化黏素、氨溴索或抗生素，必要時加服抗過敏藥。
對慢性化膿性中耳炎，若出現耳流血性分泌物、頭痛、
面癱，中耳有肉芽組織，應做病理檢查，以排除中耳癌。
平素注意防水入耳，注意耳部衛生，若耳流膿，可滴5%
氯黴素丙二醇、氧氟沙星等，後者有特效。

　　1耳滴藥方法：首先清洗外耳道膿液，然後使患者
側臥，患耳向上，牽引耳郭向後，向前推開耳屏，向外
耳道內滴入藥液數滴，用手指按壓耳屏數次，促使外耳
道藥液由鼓膜進入鼓室，發揮作用。

　　總之，對老年人耳鼻喉部炎症及並存病變應及時治
療，並注意增強體質，改善營養，保證睡眠。戒菸、少
飲酒，去除致病因素，尤為重要。

第三節：老年人鼻部疾病的防治

　　鼻主要由外鼻、鼻腔和鼻竇三個部分組成。鼻腔內
側壁由鼻中膈將其分為左、右兩側，鼻中膈偏曲會引起
鼻阻、頭痛或鼻出血。外側壁由鼻甲、鼻道及鼻竇開口
組成。鼻竇是鼻腔周圍含有氣體的骨腔，一般左右成雙，
共有四對，包括額竇、篩竇、上頜竇和蝶竇。各竇均有
竇口與鼻腔相通。鼻腔及鼻竇的功能主要是：參與呼吸、

感知嗅覺、發生共鳴、有助於睡眠。鼻竇對語音共鳴、減輕顱骨重量、維持頭部平衡有一定作用。

一、鼻癤腫

鼻癤腫多因挖鼻、拔鼻毛，使鼻前庭皮膚損傷感染、慢性鼻前庭炎繼發疾病等原因而發病，糖尿病及一般抵抗力弱者也易患此病。其症狀主要是患處紅腫、觸痛，隨病情發展，可能出現頭痛、畏寒發熱、周身不適，癤腫成熟後，頂部可出現黃色膿點，如果患者挑破或擠壓局部或處理不當，可致嚴重海綿竇炎或其他顱內併發症。

1治療：用10%魚石脂軟膏塗患處，超短波或紅外線及紫外線等理療，促進炎症吸收或局限化，癤腫成熟後，膿頭自破，用消炎軟膏敷護傷口，促其癒合，全身用抗生素。癤腫膿頭未破，千萬不能自己擠壓，因該部位為危險三角區（兩側口角到鼻根部內眥之間區域），此處有豐富的血管和淋巴管，其靜脈無靜脈瓣可以逆流，擠壓面部三角區炎性癤腫，可使感染沿靜脈擴散到顱內，引起顱內嚴重併發症，需到醫院經醫生處理。

2預防：勿常挖鼻孔或拔鼻毛，以免患鼻前庭炎，糖尿病及身體抵抗力低下者更應注意防護。積極治療慢

性鼻炎，減少分泌物刺激，患鼻癤腫時切忌自己擠壓。癤腫未成熟時切忌自行切開，以免炎症擴散。

二、老年人變應性鼻炎

老年人變應性鼻炎常見症狀為陣發性噴嚏、流清水鼻涕、鼻塞，特別易在進食時出現，對老年人生活品質有影響。

1治療：可滴氨苯那敏、麻黃鹼滴鼻液（嚴重高血壓、心臟病者慎用麻黃鹼）、立復汀（左卡巴期汀）噴鼻劑、雷諾靠特（布地奈德）噴鼻劑、輔舒良（丙酸氟替卡松）噴鼻劑、色 酸鈉粉噴鼻腔；服氯雷他定、仙特敏（西替利秦）、息斯敏（阿司咪唑）；也可用免疫療法，服轉移因數口服液等。

2鼻腔滴藥的方法：患者平臥（或坐位，頭向椅背懸垂位），頭部突出床緣，向後仰，使外耳道口與頦尖部呈一垂直線，此又稱「頭後伸拉」，然後向鼻腔滴藥液，每側4～5滴，滴完一側滴另一側，兩手捏鼻翼數次，促進藥液彌散分佈，休息5分鐘後，再恢復正常體位。

預防：找出致病變應原後，應設法避免接觸或食用。

三、老年性乾燥性鼻炎

老年性乾燥性鼻炎發病率較高，因為老年人鼻黏膜、腺體萎縮，平素經常鼻腔乾燥，有時結痂，偶爾晨間鼻涕帶血絲，或回吸鼻分泌物帶血。

1治療：鼻腔滴氯己定魚肝油或複方薄荷油，注意室內濕度。對鼻涕帶血者應排除鼻咽部、鼻腔及鼻竇惡性腫瘤。

四、化膿性鼻竇炎

化膿性鼻竇炎是老年常見的鼻部疾病之一。可分為急性和慢性兩種，根據發病率高低，在四對鼻竇中以上頜竇炎最為常見。急性鼻竇炎多繼發於急性鼻炎；慢性化膿性鼻竇炎常繼發於急性化膿性鼻竇炎之後；牙源性上頜竇炎，可慢性起病。化膿性鼻竇炎的症狀主要為以下幾個方面。①鼻塞。②鼻腔有膿性或黏膿性分泌物。③頭痛。④疼痛。鼻竇炎的疼痛一般都局限於各竇所在部位，額竇疼痛多位於額部及眼眶上部；前組篩竇炎多位於兩側內眥間和鼻根部；上頜竇炎在頰部和後上臼齒；後組篩竇炎在眼球後；蝶竇炎在眼球深處或放射至顳頂或枕部。⑤嗅覺減退或消失。急性鼻竇炎可併有發熱、

食欲減退、便祕、全身不適；慢性鼻竇炎可併有記憶力減退，檢查鼻黏膜充血，鼻道有膿涕，鼻旁竇 X 光線或冠狀位 CT，對鼻竇炎的診斷和治療都有很大價值。

1治療：無論哪一個鼻竇發生化膿性炎症，也不論是急性或慢性的，治療原則都是一樣的，即第一，根除病因；第二，保證引流通暢。鼻部滴1％麻黃鹼或複方夫喃西林，局部理療；內服稀化黏素、氨溴索或抗生素。併有變態反應加服抗過敏藥，如氯雷他定、氯苯那敏等。慢性鼻竇炎除用滴鼻藥外，還應去除導致慢性鼻竇炎的因素。如鼻息肉、鼻中膈彎曲，保證鼻竇腔內膿液引流外，還要行上頜竇穿刺沖洗術，沖洗後注入抗生素。還有一種負壓置換療法，利用負壓吸引原理，將藥液注入竇腔內，它不僅有幫助引流和促進竇腔膿液排出作用，而且又能同時把各種藥液如麻黃鹼或抗生素溶液引入竇內。對久治不癒、病情重者，可進行鼻內鏡鼻竇手術。

2預防：及時徹底治療鼻腔、鼻竇的急性炎症和變態反應。矯正鼻腔畸形，治療牙病。

五、老年人鼻出血

老年人鼻出血以 60～70 歲組最高，男多於女，出

血量大，併發症多，止血複雜又困難。老年人因老化影響鼻腔黏膜的正常生理功能，黏膜腺體萎縮、動脈管壁脆性增加，再加上環境空氣乾燥，易引起鼻出血。老年人的動脈硬化及高血壓是引起大量鼻出血最常見的病因。嚴重鼻出血可導致失血性休克，甚至死亡，應提高警惕。有患者因慢性氣管炎、肺氣腫或肺源性心臟病，劇烈咳嗽或氣喘發作，鼻腔靜脈怒張，亦為鼻出血常見原因。老年人常見的鼻腔、鼻竇惡性腫瘤及鼻咽癌，早期鼻涕帶血，晚期累及血管有嚴重的鼻出血。

　　1治療：①鼻出血一般屬於急症，但病因和病情輕重不同，應區別對待。若求治時已出現休克症狀者，應首先處理休克，注意保溫，使患者側臥，及時吸氧，進行靜脈輸液，並準備輸血。②按一般原則止血，局部或全身用止血藥。③治療前先確定出血部位。局部止血方法很多，讓患者坐位或半臥位，用手指緊捏兩側鼻孔，張口呼吸，頭不要過分後仰或過分低頭；輕度鼻出血者，可用30％～50％硝酸銀或三氯醋酸塗患處或用電灼，但注意勿在鼻中膈兩側同時相對燒灼，以免發生鼻中膈穿孔。還可用鐳射、冷凍法或微波局部止血。術後可用複方薄荷油或氯己定魚肝油劑滴鼻，以免局部乾燥、脫痂而再度出血。對嚴重出血者，需要用填塞法或

氣囊壓迫止血法，以壓迫出血部位，使破裂的血管形成血栓而達到止血目的。另外，顱內血管破裂，經鼻腔向外湧出，1次出血可達1000～2000CC，不易找到出血點，可行頸動脈造影，能查出隱匿的動脈瘤、假性動脈瘤破口及血管畸形。對嚴重出血、填塞無效者可考慮血管結紮或血管栓塞療法。

　　對老年人鼻出血患者治療時應注意以下事項：①明確出血部位，消除患者思想顧慮；②小量鼻出血者，排除鼻腔、鼻竇腫物，加強鼻黏膜乾燥的防治，如油劑滴鼻，注意室內濕度；③併有高血壓、動脈硬化、冠心病及腦血管病等患者，不但要注意局部治療，而且應同時採取適當的全身治療，對老人鼻出血要謹防腦腦中風；④用填塞法尤其是後鼻孔填塞法止血者，應注意預防局部和全身性併發症的發生，注意抗感染及對老年患者的填塞止血期間應間斷給氧。行血氣檢查，因填塞可導致心腦血管等嚴重併發症。應密切觀察心、肺功能的變化；⑤老年人對缺氧耐受力差，若血紅蛋白低於8克即應輸血；⑥適當應用鎮靜劑可以阻斷出血的惡性循環，可用安定，對心力衰竭及肺源性心臟病患者鼻出血時忌用嗎啡，以免抑制呼吸；⑦加強心理治療，消除患者思想顧慮。

第四節：老年人咽喉部疾病的防治

　　咽是呼吸道上的重要器官，咽分鼻咽、口咽和喉咽三部分。鼻咽部上起顱底，下至軟齶平面以上，鼻咽向前經後鼻孔與鼻腔相通，下方介面咽部。口咽部在鼻咽下方，即我們平時張嘴能看見的那部分，在軟齶平面以下舌根以上。在軟齶中央有個「小舌頭」，醫學上稱懸雍垂。在口咽兩側各有一個扁桃體。喉位於頸前部中央，上與喉咽相通，下與氣管、支氣管和肺相接。喉的結構並不複雜，是由軟骨、肌肉、黏膜圍成的管腔，即喉腔。咽的主要功能是吞嚥、呼吸和發音，調節中耳氣壓。此外，咽部的扁桃體有吞噬細菌、產生免疫抗體、產生淋巴細胞等功能，是呼吸道的「衛士」。喉部為正常呼吸必經之路，又是重要的發音器官。喉部對吸入的空氣還有加溫及濕潤的作用，並有屏氣功能和對心血管反射功能。

一、慢性咽炎

　　由於急性炎症反覆發作呈慢性，或鼻炎、鼻竇炎、扁桃體炎、齲齒等的影響及長期菸酒刺激所致，還有各種慢性病及全身因素等，老年人患慢性咽炎者一般病史

較長，抽菸、喝酒者較多見。老年人以乾燥性咽炎及肥厚性咽炎多見。

乾燥性咽炎咽部有異物感、乾燥感及乾咳發癢等，咽部分泌物增多，黏稠難以排除。常有聲音嘶啞、乾咳等。檢查可見黏膜乾燥或乾澀，咽後壁常有黏稠分泌物及乾痂附著，咽腔寬大，咽部敏感。治療首先應戒菸少酒，少食刺激性食物。可內服維生素，口含華素片（西地碘）、銀黃含化片、度米芬，局部塗1%～2%碘甘油，霧化吸入治療。

慢性肥厚性咽炎，咽部有異物感、發脹、堵塞、發癢，吞嚥時不適，晨起微痛及夜間乾燥感等。檢查咽部黏膜充血、咽側索肥厚、咽後壁淋巴濾泡增生等。除用以上方法治療外，可用碘離子導入。對咽後壁增生的淋巴濾泡可用腐蝕劑如10%硝酸銀燒灼，亦可採用電灼法、微波、鐳射或冷凍治療。治療時應首先去除病因，禁菸酒，改善營養，增強體質，注意口腔衛生，提高身體抵抗力。老年人重病期或長期使用抗生素者，易發生咽部真菌性炎症，致病菌多為白念珠菌，檢查咽部有乳白色點狀或膜狀分泌物。治療時首先停用抗生素，局部治療可用制黴菌素 油混懸液塗布患處，或塗2%碘甘油、1%克黴唑液。有全身內在感染可口服製黴菌素。

二、慢性喉炎

　　老年人喉炎表現為講話時聲音低沉，不持久，易嘶啞，咽喉乾燥，說話多喉痛。檢查聲帶慢性充血、肥厚，關閉時有縫隙。若老年人平素無咽喉病史者，突然出現咽喉部不適、聲嘶，特別要注意檢查會厭喉面及環後部，以防環後癌及食道入口癌的誤診或漏診。喉部炎症治療原則是消炎，可服用金嗓子系列的金嗓子清音丸或開音丸，霧化或理療。

三、睡眠呼吸暫停低通氣綜合症

　　老年人熟睡時發出鼾聲屬於睡眠時的正常現象，但是由於某些原因，如肥胖者頸部短粗、酒後或服安眠藥後熟睡鼾聲響度超過 60 分貝以上，妨礙正常呼吸則稱鼾症。有 5% 的鼾症患者兼有在睡眠期間不同程度的憋氣現象，稱睡眠呼吸困難綜合症。即上呼吸道（鼻、咽、喉）各段在睡眠時發生阻塞所致的呼吸暫停 10 秒或 10 秒以上，成人於 7 小時夜間睡眠期間內至少呼吸暫停 30 次，則 30 次呼吸暫停為 300 秒，嚴重者每次呼吸暫停 30 ～ 90 秒，且次數遠較 30 次為多。併有缺氧症狀者稱阻塞性睡眠呼吸暫停低通氣綜合症。

　　1 症狀：嚴重打鼾、患者憋氣、面色紫紅、夜間呼

吸暫停、夢遊、遺尿和白晝嗜睡，還可出現生理和精神上繼發症，如情緒壓抑及逆行性健忘等變化。本病可引起高血壓和血液黏稠度上升，對腦血管亦可造成危害。

治療：我國目前對本病治療通常採用保守療法和手術療法。

2 保守療法：①減肥療法。限制食物量，戒菸酒，增加運動量。②藥物療法。試用乙醯唑胺、黃體酮、溴隱停以及宣肺疏風化痰藥、甲狀腺素片促進新陳代謝。禁用鎮靜劑和安眠藥，利血平可使鼻黏膜充血，增加鼻腔阻力，不宜服用。③改善睡眠體位，避免高枕仰臥頸向前彎，可以側臥位。④器械療法。如鼻插管，消除呼吸道阻塞；鼻瓣擴張器，使鼻氣流量增加，鼻腔持續氣道正壓通氣，可沖越上呼吸道阻力，自留式壓舌器對壓舌根肥大所致呼吸暫停有效。

3 手術療法：適用於保守療法無效，睡眠呼吸暫停在60次以上，或併發肺源性心臟病，經多導睡眠圖監測阻塞性睡眠呼吸暫停綜合症呈嚴重程度者。

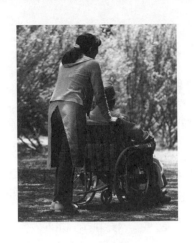

第四章：常見老年腫瘤與防治

第四章、常見老年腫瘤與防治

第一節：惡性腫瘤的認識與三道防線

一、惡性腫瘤的危險因素

惡性腫瘤即癌症，是人體內的正常細胞在各種致癌因素的作用下發生癌變，使正常細胞變為癌細胞，局部組織異常增生而形成的新生物。目前已成為威脅人類健康的最嚴重疾病之一。腫瘤發展分為五個階段。①癌前病變階段：細胞已發生一定改變，但仍然不是癌，可以雙向發展。常見的癌前病變有：乳腺的囊性增生、慢性萎縮性胃炎、胃潰瘍、家族性腸息肉、口腔白斑、慢性遷延性肝炎、宮頸糜爛、長期不癒合的潰瘍和瘢痕。②原位癌：細胞剛剛發生癌變（上皮層）。③浸潤癌：細胞已有發生的部位向深處浸潤。④局部或區域淋巴結轉移。⑤遠處播散。

引起惡性腫瘤的危險因素可分為行為及生活方式、環境理化因素、社會心理因素、藥物因素、病毒因素等六類。

1 行為及生活方式：

抽菸與多種癌症的發病有關，其中與肺癌的關係最為密切。吸捲菸可提高肺癌死亡率 10 倍以上，且抽菸年齡愈早，抽菸量愈大，發生肺癌的危險性也愈大。抽

菸除導致肺癌外，還可引起口腔、咽、喉、食管、胰腺、膀胱等多種癌症。飲酒與口腔癌、咽癌、喉癌、直腸癌有關。長期飲酒可導致肝硬化繼而可能與肝癌有聯繫。飲酒又抽菸者可增加某些惡性腫瘤的危險性。醃製食品、鹹菜等是胃癌的危險因素；亞硝酸鈉是一種防腐劑，它與胺在酸性（pH30）環境下，形成亞硝胺，後者為致癌物質。黃麴毒菌污染米、麥、玉米、花生、大豆等產生黃麴毒毒素，產生致癌作用；煙燻、炙烤食品如燻腸等可含有致癌物質苯並芘。食品粗糙、長期缺鐵、營養不足時發生食管癌和胃癌的危險性增加。飲食中硒濃度低，血硒水平低易發生惡性腫瘤。

2環境理化因素：世界衛生組織指出，人類惡性腫瘤的80％～90％與環境因素有關，其中最主要的是環境化學因素，目前已證實可使動物致癌的有100多種，對人類有致癌作用的達30多種。城市大氣污染物苯並芘與肺癌有密切關係，約有10％的肺癌病例由大氣污染（包括與抽菸的聯合作用）引起。電離輻射可引起人類多種癌症，如急性和慢性粒細胞白血病、多發性骨髓瘤、惡性淋巴瘤、肺癌、甲狀腺癌、乳癌、胃癌、肝癌等。

3社會心理因素：獨特的感情生活史可導致癌症的發生。家庭的不幸事件，工作學習過度緊張，不諧調

的人際關係，兒時的父母早亡、離異，成年後的再遭
挫折、喪偶、事業失敗，悲哀和持續緊張壓力引致絕望
等，都是導致癌症的重要社會心理因素。個體的性格特
徵與惡性腫瘤也有一定關係：①多愁善感、精神抑鬱；
②易躁易怒、忍耐性差，沉默寡言、對事物態度冷淡；
③性格孤僻，脾氣古怪；長期處於孤獨、矛盾、失望、
壓抑狀態，是促進惡性腫瘤生長的重要因素。有人將此
種性格稱之為「癌症性格」。

4藥物因素：

目前已證實可誘發惡性腫瘤的藥物有多種。如雌激
素的長期使用可致陰道、子宮頸癌，砷劑可致皮膚癌，
放射性核素、藥物碘、磷過多地接觸或接受可引起急性
髓細胞性白血病，長期服用非那西汀會誘發腎盂病；氯
黴素會導致再生障礙性貧血，亦是白血病的前期病變；
環磷醯胺雖可治療癌症，但亦可誘發白血病、乳癌、膀
胱癌。

5物理因素：如電離輻射、紫外線以及接觸多種化
學致癌物。

6病毒因素：目前認為與人類腫瘤可能有密切關係
的是乙型肝炎病毒（原發性肝癌）、EB病毒（淋巴瘤、
鼻咽癌）和單純性皰疹病毒Ⅱ型（宮頸癌）。

二、為什麼老年人易患惡性腫瘤

從分子生物學的角度，惡性腫瘤可視為基因的疾病，是因某些染色體上的 DNA 損傷致使基因突變的結果，導致細胞的生長失控、缺乏分化而異常增生，並可侵犯正常組織和器官，最終可散佈全身。惡性腫瘤的發生是一個多階段逐步演變的過程，腫瘤細胞是透過一系列進行性的改變而逐漸變成惡性的。在這種複製性演化過程中，常累積一系列的基因突變，可涉及不同染色體上多種基因的變化，包括：癌基因、腫瘤抑制基因、細胞週期調節基因、細胞凋亡基因及維持細胞基因組穩定性的基因（包括 DNA 修復、DNA 複製及染色體分離基因）等。這些基因的變化，有的是從種系細胞由遺傳得來，有的則是從體細胞由環境因素引起而後天獲得的，故癌症有遺傳性和散發性之別。

為什麼老年人易患惡性腫瘤呢？原因主要有以下幾點。1中老年人免疫功能下降：各臟器功能降低，免疫中起重要作用的T淋巴細胞功能、白細胞吞噬功能均有所減弱。與細胞免疫功能相關的「胸腺素」在血液中的含量，自40歲起逐漸降低。由於免疫功能下降，使中老年人易患惡性腫瘤。

2中老年人組織細胞易感性增高：人體衰老是一個

較長的過程，其生理上不可避免地出現生命器官的衰老和功能不同程度的減退，致癌易感性也隨之增加。

3 中老年接觸致癌因素機會多：惡性腫瘤病因中80％來自外界致癌因素，其中大部分是化學性致癌因素。人們生活和工作在這種有致癌因素的環境中，必然接觸這些致癌物質，年齡愈大，接觸機會愈多，接觸時間愈長，結果導致患癌症的可能性愈大。所以惡性腫瘤發病率隨著年齡的增長而上升。

中老年人已度過了致癌潛伏期：生活環境中的致癌物質對人體產生致癌作用需要許多條件，如作用的途徑：反覆性、強度或劑量等，致癌因數在機體內真正發展為致癌物，並引起發病，需要一個漫長的過程。這個過程可長達 10 ～ 40 年，這一階段稱為癌潛伏期。這樣，人們在參加工作後 20 ～ 30 歲開始接觸致癌物質，往往在40 ～ 60 歲以後才發病，這就自然形成了年齡大者惡性腫瘤發病率升高。

三、預防惡性腫瘤的三道防線

儘管腫瘤發生的確切病因還不十分清楚，但並不意味著在腫瘤面前，人們無所作為。國際抗癌聯盟認為1/3 惡性腫瘤是可以預防的，1/3 惡性腫瘤如能早期診斷

是可以治癒的，1/3 惡性腫瘤可以減輕痛苦、延長壽命。現在，腫瘤綜合治療水平的提高，使患者存活幾年、十幾年或更長已不少見，並且生活品質也顯著改善。許多腫瘤患者長期生存的事實告誡人們，腫瘤也是可治之症。

1 第一道防線：病因預防

人們往往在腫瘤治療上不惜重金，但發病前很少在預防上下工夫。事實上，大多數癌症的病死率已開始下降（女性肺癌除外），其原因，一方面是由於新的藥物和治療手段廣泛應用；另一方面則是癌症預防工作卓有成效。包括戒菸、提倡健康飲食（減少脂肪攝入和增加食物纖維）、高危人群藥物干預以及癌症的早期普查等。同高血壓、冠心病、糖尿病等其他許多疾病一樣，癌症也是一個可防可治的疾病，可透過對已知的危險因素採取相應措施加以控制和消除，提高防癌能力，防患於未然，如日本國立癌症中心提出 12 條防癌要求並認為如果注意這些要求，有可能控制或消除許多致癌因素，達到預防癌症的目的。這些要求是：注意飲食營養的平衡，不偏食；不反覆吃完全相同的飲食，也不長期服用同一種藥物；飲食適度，不過飽；不抽菸；適量攝入富含維生素 A、維生素 C、維生素 E 和纖維素的食物；避免過

多飲酒;少吃過鹹過熱的食物;少吃燒焦的食物;不吃發黴的食物;避免過度日曬;避免過度勞累;保持個人的清潔衛生。

2 第二道防線:早發現、早診斷、早治療

臨床上很多患者就診時已屬晚期。其實,發生惡性腫瘤常有很多危險信號,只要重視早期識別,就能爭取到最佳治療時間,從而取得良好效果。由於人體所患的惡性腫瘤約有 75% 以上發生在身體易於查出和易於發現的部位,為便於及早發現腫瘤,應注意常見腫瘤的十大症狀。

(1)身體任何部位如乳腺、頸部或腹部的腫塊,尤其是逐漸增大的。

(2)身體任何部位如舌、頰、皮膚等處沒有外傷而發生的潰瘍,特別是經久不癒的。

(3)不正常的出血或分泌物,如中年以上婦女出現不規則陰道流血或分泌物增多。

(4)進食時胸骨後悶脹、灼痛、異物感或進行性加重的吞嚥不順。

(5)久治不癒的乾咳、聲音嘶啞或痰中帶血。

(6)長期消化不良,進行性食慾減退、消瘦,又未找出明確原因的。

（7）大便習慣改變或有便血。

（8）鼻塞、鼻出血、單側頭痛或併有複視時。

（9）贅生物或黑痣的突然增大或有破潰、出血，或原來有的毛髮脫落。

（10）**無痛性血尿。**

3 第三道防線：康復預防

隨著時代的發展，醫學的進步，治療惡性腫瘤的手段日趨增多。除手術治療外，內科治療腫瘤也取得了令人矚目的成績，它不再是僅具治標作用的手段，而是能夠根治一些腫瘤。目前能透過內科治療取得根治性療效的腫瘤（治癒率30％以上）有淋巴瘤、睪丸腫瘤、滋養葉細胞腫瘤、急性白血病等；術後應用能在一定程度提高治癒率的有乳癌、大腸癌、卵巢癌和軟組織肉瘤；可明顯延長生存期（治癒率在30％以下）的晚期腫瘤有小細胞肺癌、非小細胞肺癌、大腸癌、胃癌、卵巢癌、頭頸部癌等。近年來，隨著新藥的不斷湧現，特別是以分子靶向治療為代表的生物治療的成功應用，使腫瘤內科治療水平得到進一步提高。

第二節：常見惡性腫瘤的防治

一、肺癌的防治

原發性支氣管肺癌是肺部最常見的惡性腫瘤，簡稱肺癌。世界衛生組織調查報告，許多國家和地區，肺癌的發病率佔惡性腫瘤的前位，且多數患者在發現時已屬晚期，失去根治性切除之機會。因此，早期發現、早期診斷及早期治療顯得極為重要。原發癌腫尚局限在肺內，未發生遠處轉移的病例，以外科手術治療為主，術後可根據病理切片所見，輔以其他療法是首選的治療方案。對病變已屬失去根治手術機會的晚期患者，若在Ⅲb期前，仍可爭取切除腫瘤和清掃區域內淋巴結，有望獲良好效果。肺癌也可採取放射療法：放射治療是局部殺傷癌腫病源的一種方法。在各型肺癌中未分化小細胞癌最為敏感，其次為鱗狀上皮細胞癌，腺癌敏感度更低。放射治療亦可與手術治療綜合應用。根據癌源部位和範圍，估計手術難度較大的病例，術前放療可提高手術切除率，未分化小細胞癌如適於手術切除者，術前放療可提高療效。在各種類型的肺癌中，未分化小細胞肺癌最敏感，療效最好，鱗癌次之，腺癌敏感度最低。

2專家提示：①肺癌的病因雖未完全瞭解清楚，但公認與抽菸、大氣污染及某些工業污染有密切關係。因此，做好衛生宣傳教育，提高全社會保健意識，加強對環境保護力度，可減少肺癌的發病率。②肺癌的早期症

狀輕微，且不典型的易被忽視，常被誤診為傷風感冒或呼吸道其他疾病，而失去根治性治療的機會。因此，必須提高這一常見病的警惕。有條件者最好每年常規體檢一次，早期發現、早期診斷及早期治療極為重要。③對40歲以上反覆肺部同一部位感染，或痰中有血絲、血點者或胸部呈局限性哮喘，局限性肺氣腫之體徵者，或近期發生肺不張者，均應高度警惕有肺癌的可能。必須給予X光線胸部平片、肺部CT檢查、痰脫落細胞檢查、纖維支氣管鏡檢查，以避免漏診及誤診，耽誤了病情，造成不應有的損失。

針對肺癌患者咳嗽、咯血等症狀，中醫學有許多養陰潤肺、止咳止血、收斂的藥方和食療方，例如有養陰潤肺功效的食物有杏仁、海蜇、百合、荸薺等，而藕節、蓮子、柿子、鴨梨、山藥、百合、白木耳等都有止咳、收斂止血的作用。根據民間的驗方，肺癌患者還可以吃蛤蚧、龜板膠、龜肉、糯米等滋陰補養的食品。與消化道腫瘤相比，肺癌患者的飲食應是比較好解決的。除上述滋補食品外，肺癌患者還宜選用牛奶、雞蛋、瘦肉、動物肝臟、豆製品、新鮮的蔬菜水果等，可以盡量增加患者的進食量和進食次數。要注意的是肺癌患者應忌食油膩食物，禁忌辛辣和菸、酒等刺激性食物。

二、胃癌的防治

　　目前醫學界認可的胃癌的發生原因與幽門螺桿菌導致的消化道慢性炎症、潰瘍和腸化生有關，這就是偏遠、衛生條件差的地方胃癌發病高的原因。胃癌發生在胃，這很自然令人想到它與食物有關，事實上也的確如此。食物被人吃下後首先停留在胃，又在胃內消化，胃要經常受到物理、化學、生物學因素的刺激，而食物中存在的各種致癌物、促癌物也自然接觸胃。食物黴變、貯藏時間過久，喜歡吃醃製、高溫煎炸的食品等都可導致胃癌發病率增高。主要是由於這些食物中含有致癌危險物亞硝酸鹽，可在胃酸及細菌作用下轉化為亞硝胺而誘發癌變。此外，菸酒損傷胃黏膜，極易引起胃部慢性炎症和潰瘍，最終導致癌變。另外，職場上的競爭壓力使得很多年輕人工作緊張，生活節奏快，心理壓力大，生活缺乏規律，加班加點，夜生活過度，三餐無時，饑飽無度，這些都會很輕易地誘發胃病，自然會為胃癌的發生留下禍根。

　　治療胃癌的方法主要有手術切除、放化療以及中醫藥治療。手術切除是胃癌治療中較為重要的手段，只要患者全身情況允許，又無遠處轉移時應施行剖腹手術。放療、化療也在胃癌的治療中應用較多。對胃癌的治療

比較有效的藥物有氟尿嘧啶、替加氟、絲裂黴素 C、多柔比星等。胃癌的化療方法主要有單劑化療和聯合化療，聯合化療的效果優於單劑化療。一般來說，術前化療可提高手術治療的療效；術中化療術是防止醫源性播散的重要措施之一；術後輔助化療可在一定程度上防止復發，療效優於單純手術。放射治療對不適合做手術切除的胃癌患者幫助不大，其原因是不能進行解剖定位，但放射治療可以一定程度緩解賁門癌梗阻症狀和減輕不能切除病變的慢性出血。化療聯合放療應用於胃癌的治療，效果優於單純放療或單純化療。

三、肝癌的防治

　　肝癌是指肝細胞或肝內膽管細胞發生的癌腫，主要症狀特徵為肝區疼痛、乏力消瘦、食慾減退、肝腫大等。肝癌的死亡率高，在惡性腫瘤死亡率中居第三位。肝癌患者最常見的臨床表現是腹痛，體重明顯減輕，右上腹包塊或肝硬化病情穩定的患者出現不明原因的惡化。肝癌患者常見發熱，而且類似感染。有時，其最初的表現是因腫瘤破裂或出血所致的急性腹症，有時也發生一些全身性代謝性變化，包括低血糖、紅細胞增多、高鈣血症和高脂血症。關於肝癌的治療，手術治療是目前最為

有效的方法。

　　早期肝癌手術切除後一年生存率達 80％以上，五年生存率達 50％以上。肝動脈栓塞化療是近年興起的一種新技術，即透過導管向腫瘤營養血管內注入栓塞物和抗癌藥，使通過腫瘤的血流中斷，栓塞區域抗癌藥濃度高，使腫瘤縮小或消失。目前甚至被視為非手術方法中的首選方案。另外，放射治療對原發性肝癌有縮小癌塊、緩解症狀、延長生命的作用，主要適用於全身情況尚好，肝功能正常，腫塊局限又不能切除的病例。聯合化療，可明顯提高療效。插管化療優於全身化療，栓塞化療更有令人信服的療效。慢性肝炎、肝硬化是肝癌的常見誘因，食物中的黃麴毒素、亞硝胺也是不可忽視的致癌物。黃麴毒菌素是由糧食、花生米等發黴時長出的黃麴毒菌產生的，研究證實，食物被黃麴毒素污染後具有強烈的致癌作用，食用含亞硝胺多的食物也可誘發肝癌。因而要特別注意糧食的貯存和保管，防止黴變。當糧食等的胚芽處變綠時，就絕對不能吃。避免吃腐敗、變質、黴變食物，少吃醃製、煎炸食物，可減少肝癌的發生率。

四、乳癌的防治

　　隨著現代女性生活方式、飲食習慣以及環境因素的

變化，一些新的女性生理特點相應出現，這為乳癌的發病提供了溫床，以下幾種人易得乳癌。

1乳腺增生多年不癒：乳腺增生是一種慢性病，盡管不是每一例乳腺增生都會惡變，但兩者之間的諸多關聯，提醒人們積極保健與治療。提示：乳腺增生中年齡較大、病史較長、腫塊較大、腫塊與月經關係不明顯者，容易發生惡變。鑒於乳腺增生有可能惡變，建議盡早調理改善，不可拖延大意。

2反覆做人工流產手術：很多女性在做人工流產前總是問醫生，人工流產對身體有多大影響？而她們考慮的一般都是指對肉體的損傷及疼痛，而沒有認識到不痛不癢的激素變化對人體的影響。

3常用激素類藥品或化妝品：研究證明濫用含雌激素類保健品，可能導致乳癌。

4有乳癌家族史：除去遺傳原因和環境因素，我們每個人都是那株龐大的家庭樹上伸出的一個枝幹，主幹的健康狀況會在不同程度上影響我們的未來。

5未哺乳或哺乳過長：哺乳可以降低婦女患卵巢癌和乳癌等疾病的機率。哺乳過的女性患乳癌的機率會大大少於從未哺乳的婦女，另外哺乳期過長的女性患乳癌機率也會增加。

6 肥胖或過多攝入脂肪：

乳癌與脂肪攝入有一定關係，所以在兒童發育時期應該注意營養均衡，在青春期應該控制脂肪和動物蛋白的攝入，注意鍛鍊身體，停經期要控制總熱量的攝入，避免肥胖。

7 精神抑鬱，經常生氣，心情不好：根據世界衛生組織公佈的相關資料，癌症患者的憂鬱症發病率為20%～45%，大大高於普通人群發病率，而乳癌患者的抑鬱傾向尤為明顯。

8 反覆長期接觸各種放射線：

目前已經肯定的事實是接觸電離子輻射可以增加腫瘤發病率。腫瘤是人和動物在接受射線照射後最嚴重的遠期病理變化。電磁輻射誘發乳癌不可忽視。

乳癌一般臨床的表現主要為以下幾方面。？無痛性腫塊：是最常見的臨床表現。多數患者因發現乳房無痛性腫塊而來院就診。一旦發現乳房無痛性腫塊，應詳細詢問病史、生長速度、發生部位、腫塊的大小、質地、活動度、單發或多發等情況及是否有腫大的淋巴結等。？乳腺皮膚改變：癌組織侵犯 Cooper 韌帶導致其縮短，向下牽拉皮膚，引起皮膚的局部凹陷，即所謂「酒渦症」。皮膚增厚水腫，毛囊顯得特別深陷，形成「橘皮樣」改

變。晚期腫塊表面皮膚潰爛出血，奇臭難聞。這些都是突出的表現。①乳頭溢液：病理性的乳頭溢液指的是非妊娠單側或雙側乳頭分泌無色、乳白色、棕色或血性液體，量可多可少，可呈水樣、漿液樣或血性，病理性的乳頭溢液不一定都是乳癌，患者出現病理性溢液可以是發現患病的重要症狀。②乳頭改變：位於乳頭下面或附近的腫塊可導致乳頭凹陷或抬高，或偏向一側，可發現兩側乳頭不在同一水平線上。乳頭及乳暈有改變，甚至結痂、潰爛。

乳癌的治療方法分別有手術治療、放射治療、內分泌治療、化學藥物治療。

①手術治療：對於較早期的乳癌來說，是一種根治的方法，對較晚期的乳癌則常作為一種姑息性的治療手段。乳腺全切術，加上腋下清掃，保留胸肌，認為是乳癌第一期患者和一部分第二期患者的當代規範化治療。

②放射治療：是本病主要治療方法之一，屬於局部治療手段。放射治療應用於根治性放射治療；術前、術後輔助治療；姑息性放射治療。以放療為主，佐以範圍較小的手術（如腫塊切除），其初步效果令人鼓舞。

③內分泌治療：手術切除和放射治療可達根治的目的，而內分泌治療，對乳癌的生長和消退有控制作用。

約有1/3晚期乳癌患者，施行卵巢、腎上腺或垂體切除術可獲得緩解或部分緩解。

④化學藥物治療：

化療已成為乳癌病程各期的積極治療措施。早期病例於根治術後給予輔助化療，能提高治癒率；晚期病例化療結合其他治療，也有緩解病情和延長存活期的作用。乳癌對化療比較敏感，對有陽性淋巴結體徵的停經婦女較適宜。

⑤乳癌分子靶向治療：乳癌分子靶向治療是指標對乳癌發生、發展有關的癌基因及其相關表達產物進行治療。分子靶向藥物透過阻斷腫瘤細胞或相關細胞的信號轉導，來控制細胞基因表達的改變，從而抑制或殺死腫瘤細胞。近年來，乳癌的分子靶向治療取得了令人矚目的進展。

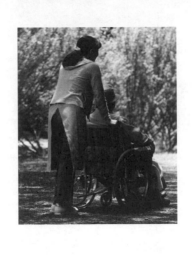

第五章：老年人骨與關節疾病及其防治

第一節：老年骨質增生的防治

一、骨質增生的中醫療法

　　骨質增生，又稱骨刺。以前人們一直把「骨刺」當作是風濕骨痛的症狀，從而忽略了骨質增生，治療效果也不理想。隨著現代醫學技術的不斷提高，人們透過 X 光線攝片便能清晰地辨認骨質增生的部位和增生的程度。中老年人關節部位的骨質增生現象，稱為增生性骨關節炎或增生性骨關節病，是骨骼退行性改變的表現形式。引起中老年關節部位骨質增生的原因主要有：①關節長期、慢性的磨損：可使關節的骨與軟骨不同程度地出現損傷，而損傷的修復常表現為異常的骨或軟骨增生現象。②關節部位受力狀態的改變：中老年人由於肌肉力量下降、韌帶的柔韌性降低、體態的改變（如肥胖）及行走習慣的變化，可使關節（特別是髖關節、膝關節）受力狀態發生變化。例如，行走時關節面一側受力較大，而另一側受力較小，長期下去，受力較大的部位必然出現骨質增生現象。③內分泌的變化：隨著年齡的增加，中老年人體內的激素，特別是性激素水準發生明顯變化，而這些激素都與骨代謝有直接聯繫。當內分泌變化時，必然導致骨骼的變化，出現骨質疏鬆症或增生現象。

　　臨床證明，長期服用中藥治療骨質增生的效果是比

較顯著的。患者可用威靈仙 30 克、鹿銜草 30 克、金毛狗脊 45 克、去皮雞胸肉 250 克燉湯飲用。先將上述藥品放入瓦罐內，加 10 碗水煎至 3 碗，去渣後喝湯。3 碗藥汁要暖飲，分早中晚 3 次，10 天為 1 個療程。

不過，為了提高中藥的療效，在治療時還應根據疾病的階段和患者的體質認真辨症才行。中醫認為，骨質增生的早期多為瘀邪交結，凝而不散，治療應化瘀驅邪、紓筋通絡。可服中藥桃仁 10 克，紅花 5 克，當歸 15 克，生地黃 15 克，川芎 5 克，赤芍 10 克，三稜 10 克，莪朮 10 克，威靈仙 15 克，地龍 10 克，土鱉蟲 5 克，烏梢蛇 10 克，生 草 5 克，水煎服，每日 1 劑。另用蠍子、蜈蚣各 5 克研末，每晚服 2 克。連服 1 個月，病情會明顯好轉。鞏固療效可服六味地黃丸，每日 2 次，每次 10 克，連服 3 個月。

如果患者已是骨質增生的後期，則多系肝腎不足，虛中夾實。不足者有陰虛、陽虛之分，夾實者有瘀結、濕熱之別，病情比較複雜。陰虛者表現為口燥便堅，形瘦眩暈；陽虛者肢體畏寒，小便清長，陽痿滑泄；濕熱者多有關節腫脹，關節內有積液，按之波動，屈伸不利。治療以補腎軟堅為主，可用下列中藥：熟地黃 15 克，山茱萸 10 克，淮山藥 10 克，丹參 30 克，皂角刺 10 克，

穿山甲 10 克，威靈仙 15 克，生甘草 5 克。陰虛者加知母 10 克，龜甲、鱉甲各 12 克；陽虛者加乾薑 10 克，附片 15 克；瘀結者加桃仁 10 克，紅花 5 克；濕熱者加蒼朮 10 克，黃柏 10 克。

值得一提的是，在治療骨質增生時，有許多中醫師都喜歡使用馬錢子或馬錢子製劑。臨床證明，馬錢子及其製劑對骨質增生的確有很好的療效。但是，馬錢子辛熱有毒，服後有頭暈和周身熱感，應嚴格掌握其用量和禁忌。患者不可急於求成而擅自使用。

二、治療骨質增生的三款食療方

骨質增生是中老年人的常見病、多發病，好發於 45 歲以上的老年人，男性發病率高於女性。及早發現及早治療效果較好，治療骨質增生的方法較多，如針灸、按摩、中醫中藥、手術等方法均可，食療方法也有較好的效果。以下為老年朋友推薦三款食療方。

1 蓮栗糯米糕：

糯米粉 500 克，蓮子 60 克，栗子（鮮）60 克，核桃 60 克，糖桂花 15 克，白砂糖 50 克。首先將胡桃肉、蓮子、栗子仁煮熟去皮，壓爛成泥為糕粉。然後將糯米粉加沸水調和均勻，將糕粉、糯米細粉與白糖拌勻，最

後撒入桂花米，放入碗內，上籠蒸 1 ～ 2 小時至熟透，取出。

2鯪魚粉葛豬骨湯：

鯪魚 640 克，葛根 960 克，豬脊骨 480 克，蜜棗 20 克，陳皮 5 克，花生油 100 克，鹽 5 克。首先將魚洗淨，粉葛去皮洗淨切塊，豬骨洗好。蜜棗去核沖洗，陳皮浸軟刮淨。待水燉開後，放入粉葛、豬骨、紅棗和陳皮。另用油鹽將魚煎黃，煮約 1 小時後放入燉中，再煮 1 小時便成。

3羊肉胡蘿蔔湯：羊肉（瘦）280克，草果3克，豌豆50克，香菜10克，山藥100克，胡蘿蔔150克，蔥白10克，薑4克，黃酒10克，胡椒1克，鹽4克，醋15克。首先，將精羊肉洗淨，去筋膜，切成小塊。豌豆洗淨，胡蘿蔔切除根、葉及尾尖，洗淨，切成細絲；山藥去皮刮淨，切成小薄片。香菜摘去根和老葉，洗淨；生薑洗淨切片；蔥洗淨，切段；草果仁裝入小紗布袋內紮口。然後將羊肉塊用沸水焯一下，以去血水和異味，放入鍋內。鍋內加胡蘿蔔絲、山藥片、蔥白、薑片、黃酒、草果仁布袋、胡椒粉，適量清水，用旺火煮沸，撇去浮沫。轉用小火燉至羊肉酥爛，撈去蔥、薑、草果仁布袋，加入豌豆煮沸。最後再加鹽、香菜、醋，調味即

可食用。

三、骨質增生的預防之道

骨質增生是一種多發病、常見病，經常給老年朋友帶來困擾。但是只要老年朋友在日常生活中做好防護，還是可以降低骨質增生發生的機率的。老年人在生活中對骨質增生的防治主要應從以下幾個方面著手。

1避免長期劇烈運動：

長期、過度、劇烈的運動或活動是誘發骨質增生的基本原因之一，尤其對於持重關節（如膝關節、髖關節），過度的運動使關節面受力加大，磨損加劇。長期劇烈運動還可使骨骼及周圍軟組織過度地受力及牽拉，造成局部軟組織的損傷和骨骼上受力不均，從而導致骨質增生。

2適當進行鍛鍊：避免長期劇烈的運動，並不是不活動，恰恰相反，適當的體育鍛鍊是預防骨質增生的好方法之一。因為關節軟骨的營養來自於關節液，而關節液只有靠「擠壓」才能夠進入軟骨，促使軟骨新陳代謝。因此骨質增生康復的方法在於運動，意義在於消除或減輕增生部位的疼痛以及由此而造成的功能障礙，最大限度地恢復其生活和勞動能力，改善和提高患者的生

活品質。

3及時治療損傷：關節損傷包括軟組織損傷和骨損傷。關節的骨質增生經常與關節內骨折有直接關係。由於骨折復位不完全，造成關節軟骨面不平整，從而產生創傷性關節炎。對於關節內骨折的患者，如果能夠及時治療，做到解剖復位，完全可以避免創傷性關節炎和關節骨質增生的發生。建議骨質增生患者使用一種醫療器械——鎮痛安眠墊，它是一種採用高科技生物磁療和遠紅外線雙效治療原理，由永磁體和紅外線襯墊兩部分構成的醫療器械產品，能產生活血、鎮痛、鎮靜、催眠和消除焦慮等作用，具有作用速度快、安全、方便使用的優勢，可有效用於關節疾病的康復。

4減輕體重：體重過重是誘發脊柱和關節骨質增生的重要原因之一。過重的體重會加速關節軟骨的磨損，使關節軟骨面上的壓力不均勻，造成骨質增生。因此對於體重超標的人，適當的減輕體重可以預防脊柱和關節的骨質增生。

第二節：老年人骨質疏鬆的防治

一、骨質疏鬆的症狀

骨質疏鬆，簡單地說就是單位體積內的骨量明顯減

少了，骨的微小結構遭破壞，從而增加了骨的脆性。骨質疏鬆是一種與老化有關的過程，隨著年齡增長，造骨功能減退，越是高齡，骨質流失得越多，越會出現骨質疏鬆症，這也與老年人的生理代謝發生了許多變化有關。骨質疏鬆的症狀主要表現為以下幾個方面。

1 骨痛：骨痛是骨質疏鬆症最常見、最主要的症狀。其主要原因有三點：①骨轉換過快，骨吸收增加導致骨小梁的吸收、斷裂，骨皮質變薄、穿孔，從而引起全身疼痛。②在應力作用下，由於骨強度明顯下降導致椎體楔形變或魚尾樣變形而引起疼痛。③由於骨骼變形，導致附著在骨骼上的肌肉張力出現變化。肌肉易於疲勞，出現痙攣，從而產生肌膜性疼痛。疼痛最常見的部位是腰背部、肋部及髖部，胸背部嚴重畸形時，全身各處均有疼痛。

2 身長縮短，駝背：由骨松質和骨皮質組成的骨骼中，骨松質更易發生骨質疏鬆性改變。椎體主要由骨松質組成，而且支持整個身體，容易產生身高變矮等症狀。椎體平均高度約2公分，骨質疏鬆時骨小樑破壞，數量減少，強度變弱，易於導致椎體變形。在嚴重骨質疏鬆時，整個脊柱可縮短10～15公分。研究發現，婦女在60歲以後，男性在65歲以後逐漸出現身高縮短。

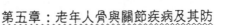

女性在65歲時約縮短4公分，75歲時縮短約9公分。椎體壓縮，但後結構如棘突、椎板、椎弓根並未壓縮，從而造成整個脊椎前屈和後突為駝背畸形，駝背越重，腰背痛的症狀也明顯。由於受力的原因，有些患者還併有側凸畸形。

3 易骨折：有研究證實，骨密度每減低0.1克/平方公分，骨折危險性就增大15～25倍。發生時間多在停經後5～8年，骨折的主要症狀為疼痛。輕者常無明顯感覺，重者壓縮性骨折立即疼痛，持續3～4週後逐漸緩解，以後遺留駝背、身高下降等。

原發性骨質疏鬆症首先發生在骨鬆質區域，導致骨小梁吸收、斷裂、數量下降，同時在骨皮質區域出現穿孔，皮質變薄，從而造成骨質疏鬆性骨折易於出現在富含骨鬆質的胸椎、腰椎、髖部、橈骨遠端以及長管狀骨的幹髖端。常見胸椎、腰椎壓縮性骨折，股骨頸及轉子間骨折，肱骨頸、肱骨髁上骨折，踝部骨折、脛骨平臺骨折，股骨髁上骨折等。骨質疏鬆性骨折發生的特點：在扭轉身體、持物、開窗、室內日常活動、跌倒等輕微外力作用下即可發生。

4 呼吸系統障礙：骨質疏鬆所造成的呼吸系統障礙，主要是由於脊柱畸形和胸廓畸形造成的。雖然患者

169

出現胸悶、氣短、呼吸困難及發紺等症狀較少見，肺功能測定可發現肺活量和最大換氣量減少。

二、老年人骨質疏鬆防治

人到老年，骨骼的保健是個重要課題。老人骨質疏鬆，預防重於治療，重點要防止骨質進一步快速流失，要保護好脆弱的骨質，而維護一副品質完好的骨骼，就要從日常的生活習慣做起，多參加體育運動。適度的運動有益於肌肉和骨骼的健康，能增進肌肉的張力和彈力，增強骨骼的耐受力，增加骨骼的流血量，使骨骼營養良好，推遲骨骼的老化。老人參加運動要注意掌握好運動量，運動要適量，太多，太少都不適宜；並且要注意安全，運動的時間應該選擇在光線充足的時段。其次要選擇好運動的場地，應以熟悉的環境為宜，不要選擇同時有青年人在進行劇烈活動的場所，以免受到衝撞而造成傷害。

其次，要注意合理營養。鈣是骨骼維持強度所必需的要素，富鈣食品有助於鈣代謝平衡，利於骨礦物質沉積，充足的蛋白質有助於骨基質形成。老年人飲食中鈣量常常不足，這與食量減少、食欲差、消化功能減退等因素有關，因此要注意富鈣食品的攝入，如牛奶、雞蛋，

既能提供優質蛋白質，又含有豐富的鈣、磷，其他還有綠色蔬菜、豆類及豆製品、魚蝦、海產植物、貝類等。各種維生素的攝入對防治骨質疏鬆也很重要。

　　老年人在生活中走路也要十分注意，要防止跌倒：老年人的骨骼因為疏鬆而變得脆弱，但只要保護得好，就像一個玻璃杯那樣，不墜地碰撞也不會碎，因而防止跌倒是預防骨質疏鬆引起骨折的重要措施。

　　在藥物治療方面，目前已有多種藥物應用於骨質疏鬆症，可在醫生的指導下選用。如飲食鈣量不足者，可服用鈣片補充。目前常用的鈣片劑型很多，用藥應遵醫囑，病情較重的不能單用鈣劑，應配合其他藥物治療。維生素 D 有利於鈣質吸收，也可選用活化維生素 D，對老年人有更佳的效果。蛙魚降鈣素是礦物質平衡和骨代謝的主要調節因數，它透過調節骨和鈣的平衡以影響甲狀旁腺素的作用從而維持骨量。同時本品具有止痛作用，特別對併有骨病的疾病，為防止進行性骨量丟失，在使用蛙魚降鈣素的同時應根據個體需要給予適量的鈣和維生素 D。需要提醒的是，藥物治療只是治療中的一部分，應該與其他有關骨保健的方法結合起來，選用何種藥物應視個人病情而定，不可擅自濫用。

　　衰老是自然界不可抗拒的規律，骨組織也不例外，

隨著年齡的增長會變得疏鬆起來，但只要我們善於自我保健，就完全可以延緩和減輕骨質疏鬆的發生。

第三節：老年類風濕關節炎的防治

類風濕關節炎是一種以慢性進行性關節滑膜病變為特徵的全身性自身免疫疾病。發病率約為 0.36％，其病程遷延，致畸、致殘率高。在我國隨年齡的增長，其患病率有所增高。

一、類風濕關節炎的發病原因

目前，類風濕關節炎的發病原因尚不是很明確，一般認為與遺傳、環境、感染等因素密切相關。

1遺傳因素：類風濕關節炎患者1級親屬中患病的風險較普通人群高15倍。研究結果顯示，與類風濕關節炎相關的各種因素中，遺傳因素佔50％～60％。

2感染因素：某些病毒和細菌感染可能作為始動因數，啟動攜帶易感基因的個體發生免疫反應，進而導致類風濕關節炎的發病。與類風濕關節炎發病相關的病原體包括EB病毒、細小病毒B19、流感病毒及結核分枝桿菌等。

3性激素：

類風濕關節炎發病率男女之比為 1:2 ～ 1:4，提示性激素可能參與發病。另外，女性類風濕關節炎患者在懷孕期內病情可減輕，分娩後 1 ～ 3 個月易復發，提示孕激素水準下降或雌激素失調可能與類風濕關節炎的發病有關。

　　4其他因素：抽菸、寒冷、外傷及精神刺激等因素可能與類風濕關節炎的發生有關。

二、老年類風濕關節炎的簡易鍛鍊方法

　　大部分老年人都患有各種各樣的風濕病，這其中類風濕關節炎的患者又佔大多數，而且服用各種風濕病藥物都沒有效果。平常活動就疼，非常不方便，有的甚至下床都有困難。這種情況不但給患者本人帶來很大的麻煩，也給患者家屬無形中製造了很多的不便。而且類似這種患者，往往產生一種消極心態，所以病情越來越嚴重。

　　在這裡要強調的是，即使不能下床，做做力所能及的活動，對身體也是非常有好處的，十天半個月可能沒有效果，但是堅持一年半載，或許原來根本沒有知覺的關節也會出現反應了。所以，類風濕性關節炎的患者做一些力所能及的簡易鍛鍊是非常重要的。今天，為老年

朋友介紹一些類風濕關節炎的簡易鍛鍊方法，有的甚至不用下床就可以做，希望對大家有所幫助。我們以身體各個部位來進行分析。

1頸椎鍛鍊

頸部前後伸展法：

身體呈直立站立，腿跨度與肩同寬，兩手扠腰，頸部前屈與後伸，慢慢地轉，前伸時候下頜部接近胸部，後伸時盡量使頭向後。

左右側屈法：

呼吸要勻稱，吸氣時候頭向左邊彎曲，呼氣時頭到中間，吸氣時頭向右側屈，呼氣時還原正中，左右交替。

左右轉圈法：

深吸氣時，頭向左轉，呼氣時頭向右轉，左右交替。

半環迴旋法：

右手掌放在前額上，左手中指端按壓百會穴，頭左右迴旋。

肩背鍛鍊：

很多老年人肩關節由於長期勞累而導致的背僵痛，應該加強平肩擴胸運動、深呼吸運動。

屈伸鍛鍊法：

身體站直或坐正，胳膊自然下垂，並慢慢地抬起，

如果不成功，就用另一隻手或其他人輔助，然後復原，再使患肢向後盡量後伸。

劃圈鍛鍊法：

身體稍微向前傾，有關節病的胳膊自然下垂並且做逆時針方向劃圈活動，活動範圍應由小到大緩慢進行。

爬牆鍛鍊法：

面對牆站立，兩足尖頂牆，患側手掌平放在牆壁上，利用手指緩慢向上爬行，每日記錄爬行高度。

收展鍛鍊法：

站立位，患肢置於體前側，做左右方向來回擺動，其範圍由小到大，緩慢進行。

摸背鍛鍊法：

有關節炎的胳膊前後擺動幾次後，前臂在旋前位，肘屈曲，用力沿脊背向後上方移動，也可在健手拉動輔助下進行。

2 胸腹部鍛鍊

呼吸擴胸法：

身體坐直，雙肘放在胸前並且與雙肩相平，隨吸氣兩上臂逐漸後伸，緩慢呼氣並隨著呼氣使雙臂逐漸恢復原位，這種方法主要防止胸腔黏連。

左右迴旋法：

雙肘屈同前，隨深呼吸做胸部左右迴旋活動，吸氣

時向左側轉動,呼氣時迴旋至中位,再吸氣時向右轉動,呼氣時回至中位。

仰臥起坐法:

取仰臥位,兩下肢伸直,助手固定下肢,患者兩上肢用力前伸並吸氣,此時,緩緩使上身坐起,然後做深呼氣再緩緩躺下。

3手腕部鍛鍊

合掌張臂法:

將雙手掌合實,呈立掌位,置於胸前緩緩用力向外伸張兩臂,如此反覆進行,產生伸手指和背伸腕關節的作用。

持物法:

手握持瓶子或茶杯之類的物品,用力握持至別人不能從中抽出為止,物品逐步加粗或減細,每日替換,此法主要鍛鍊手指的屈伸度及其肌力。

對掌分指法:

兩手拇指與食指之指端相對應,徐徐用力分開,以鍛鍊拇指之外展度及其肌力。

分指鍛鍊法:

肘屈90度左右,前臂於旋前或旋後位,主動做五指的分開和併攏活動,本法主要治療或預防手內在肌的萎縮。

4腰椎鍛鍊

支撐法：

平躺在床上，雙肘、膝蓋和髖關節做屈伸活動，這個方法需要用頭、腳、雙肘作為支撐，慢慢拱腰。

支撐法二：

如果還想鍛鍊腰部肌力，身體保持原來的狀態不動，將兩上肢屈曲置於胸前，以頭和雙足為支撐點，慢慢使腰拱起。

金雞獨立：

身體面向下趴在床上，兩條胳膊伸直自然放於身旁，此時抬頭挺胸，同時兩隻胳膊向後盡力伸直，兩腿直伸向後抬起。

綜合鍛鍊：

身體自然站立，兩手叉腰，腰椎進行畫圈的運動，也就是前後左右的伸屈、正反方向的迴旋活動。

雙手上下法：

身體自然站立，一條胳膊伸高，掌心向上用力，同時另外一隻胳膊下垂，掌心向下，兩隻胳膊進行這種交替運動，這種鍛鍊方法可矯治腰椎畸形，增強腰部肌肉的力量，而且對矯治頸椎畸形也有很好的作用。

5.膝關節鍛鍊

在床上運動：身體呈自然仰臥，有關節病的腿做關

節鍛鍊，慢慢地進行伸屈運動，幅度和頻率都要慢，這種方法也可以用來做股四頭肌靜力性舒張。這種方法對於腫痛的消減非常有用。

床邊運動方法：

坐在床邊，讓小腿自然下垂，做屈伸小腿的鍛鍊。

如果關節痛較嚴重，無法屈伸，用手扶著不能屈伸的腿，產生固定的作用，然後緩慢的下壓，使其被動運動，膝關節也會被運動。這些方法在平時的使用中，不能急於求成。有的動作目前做不來，就慢慢鍛鍊，慢慢進步。如果能堅持做 1 年左右，患者就會明顯感覺到身體各關節比以前有勁，而且疼痛感也不是那麼強烈了，也不需要類風濕藥物輔助了。這就是堅持鍛鍊的效果。

三、類風濕關節炎的食療方

類風濕關節炎是一種以對稱性、多關節、小關節病變為主的慢性全身性自身免疫疾病。中醫常以疏風散寒、祛濕通絡、消腫止痛為治。現介紹多款食療方，供老年朋友選用。防風粥、桂枝粥、二活粥、豬肉鱔魚羹、壯陽狗肉湯、川芎茶、金銀菊花茶、玄參麥冬茶、耆參茶、獨活當歸酒、桑葚桑枝酒、金針根酒、茄根酒、黑豆酒、狗骨芍藥酒等。

第四節：老年腰椎間盤突出的防治

一、老年腰椎間盤突出的病理特徵

　　腰椎間盤突出症是由於腰椎間盤變性，纖維環破裂，髓核突出刺激或壓迫神經根、馬尾神經所表現出來的一系列臨床症狀和體徵，俗稱「腰突症」，常給患者的生活和工作帶來諸多痛苦，甚至造成殘疾，喪失勞動能力。腰椎間盤突出症是腰腿痛的主要原因，為骨科臨床多見的疾患之一，佔骨科門診下腰痛患者的 10％～15％，佔因腰腿痛住院病例的 25％～40％。腰椎間盤突出症康復難度較大，需要改變不合理的生活方式。那麼老年性的腰椎間盤突出症有什麼特點呢？下面詳細解讀關於老年性腰椎間盤突出症的臨床特點。

　　1 多數以下腰部疼痛或間歇性跛行為主要症狀。

　　2 大多數患者具有一個較顯著的特點就是起病緩慢，呈漸進性發展，病程長，時輕時重，並有長期服藥史，部分患者可能由於輕微外傷而突然加重，臥床不起。

　　3 合併椎管狹窄發生率高，尤其是側隱窩狹窄、神經根管狹窄等病理改變。所以，臨床上有一部分人有騎車可行百里，徒步難走百米的典型椎管狹窄表現。另一部分人是髓核呈塊狀脫出游離而急性發病則導致出現劇烈的腰腿痛和神經根或馬尾神經損傷的臨床表

現。

4合併內科疾病多,尤以高血壓、心臟病和糖尿病所佔比例高,老年人腰椎間盤突出症的發生多與腰椎管退行性狹窄伴行。

二、腰椎間盤突出症的運動預防方法

隨著社會的發展,腰椎間盤突出症的發病率是在不斷升高的,該病給患者的生活帶來的傷害是很大的,患者一定要多加注意,及時進行治療,下面就為大家講述一下腰椎間盤突出症的預防方法,希望對患者有所幫助。

1注意坐姿:

坐時注意腰部挺直,必要時可在腰部墊一軟枕,免長時間久坐,一般一個小時左右起身活動10分鐘左右,放鬆腰部肌肉,減輕間盤壓力。

2注意睡眠姿勢:

良好正確的睡眠姿勢可以使患者的腰椎處於正常的狀態,得到很好的休息和放鬆,減少疲勞。睡姿應使頭頸保持自然仰伸位最為理想,最好平臥於木板床,如此體位可使全身肌肉、韌帶及關節囊獲得最大限度的放鬆與休息。

3注意臥姿:

一般應臥硬板床，避免臥軟床，必要時也可在腰部墊一軟枕，腰部注意保暖，避免受涼，冷刺激導致腰部肌肉緊張，不利於疾病恢復，必要時可使用腰圍，但應避免長期使用，因長期使用導致腰部肌肉萎縮，反而不利。

4堅持腰背肌的鍛鍊：

加強腰部肌肉的力量，預防並減少腰痛的反覆發作，鍛鍊的方法一般採取小燕飛式，即練習者取俯臥位，雙上肢後伸，頭和軀幹盡量後仰，同時雙下肢努力後伸，注意要腰部用力，每天練3次，每次10分鐘，中間可稍作休息。

三、腰椎間盤突出症的飲食療法

腰椎間盤突出症的患者平時需要多食用一些含有增強骨骼強度、肌肉力量的食物，需要保持營養均衡，尤其是鈣、蛋白質、B群維生素、維生素C以及維生素E，這些營養是不可缺少的。鈣是骨的主要成分，所以要充分攝取。成長期自然不必說，成年以後骨也要不斷進行新陳代謝。另外，鈣還有使精神安定的作用，可以緩解疼痛。

鈣含量多的食品有：魚、牛奶、優酪乳、芝麻、深

綠蔬菜、海藻類。蛋白質是形成肌肉、韌帶、骨不可缺少的營養素。蛋白質含量多的食品有豬肉、雞肉、牛肉、肝臟、魚類、貝類、雞蛋、大豆及豆製品。

　　B 群維生素含量多的食品有粗米、精米、大豆、花生、芝麻、深綠蔬菜。維生素 C 可形成結締組織，從而形成腰椎間盤的纖維環。維生素 C 含量多的食品有紅薯、馬鈴薯、青椒、白蘿蔔、油菜、菜花、捲心菜、芹菜、草莓、甜柿子、檸檬、橘子。

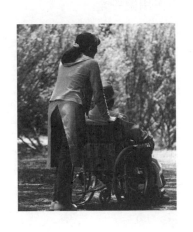

第一節：老年人肺炎常見類型

　　肺炎是指終末氣道、肺泡和肺間質的炎症，可由病原微生物、理化因素、免疫損傷和藥物所致。老年肺炎指的是 65 歲以上老年人所患肺炎。不論發展中國家還是發達國家，肺炎均是導致老年人死亡的主要原因之一。隨著人口老齡化的發展，老年肺炎的發病率正在逐年增加，應值得我們的高度重視。老年肺炎常缺乏明顯呼吸系統症狀，症狀多不典型，病情進展快，易發生漏診、誤診。

　　據文獻報導，病理證實為肺炎但臨床未能診斷的漏診率為 33％～614％，而臨床診斷為肺炎但無相應病理所見的「誤診率」為 10.8％～39.3％。老年肺炎大致有如下臨床特點。①多無發熱、胸痛、咯鐵銹色痰等典型症狀，有症狀者僅佔 35％左右。②首發症狀以非呼吸道症狀突出：老年肺炎患者可首先表現為腹痛、腹瀉、噁心、嘔吐及食欲減退等消化道症狀，或心悸、氣促等心血管病症狀，或表情淡漠、嗜睡、譫妄、躁動及意識障礙等神經精神症狀。高齡者常以典型的老年病五聯症（尿失禁、精神恍惚、不想活動、跌倒、喪失生活能力

等）之一或多項而表現之。③缺乏典型體徵：極少出現典型肺炎的語顫增強、支氣管呼吸音等肺實表體徵，可出現脈速、呼吸快、呼吸音減弱、肺底部可聞及濕囉音，但易於與並存的慢性支氣管炎、心肺衰竭等相混淆。④實驗室檢查結果不典型：基礎疾病多，易發生多臟器功能衰弱；併發症多而重，老年肺炎易發生水電解質及酸鹼平衡紊亂、呼吸衰竭、低蛋白血症、心律不整及休克等嚴重併發症，病死率高。

老年肺炎病因複雜，可以是非感染性的，但絕大多數是感染性的。在醫學上看來，老年肺炎主要分為以下幾種類型。

1 吸入性肺炎：由於老年人喉腔黏膜萎縮、變薄，喉的感覺減退，咽縮肌活動減弱，產生吞嚥障礙，使食物及寄生於咽喉部的細菌進入下呼吸道，引起吸入性肺炎。臨床症狀不典型，高熱僅佔34％，無呼吸道症狀者14％，35％以上患者以消化道症狀為主，誤診率高。20％患者出現神經精神症狀、低血壓、感染性休克、發紺、乏力等，胸痛和鐵銹痰少見，白細胞不高，易出現水、電解質紊亂。胸片顯示斑點或小片狀陰影。痰菌檢查以革蘭陰性桿菌為主，點1/2 ～ 1/3，革蘭陽性球菌僅佔10％，混合感染1/3。

2革蘭陰性桿菌肺炎：院外感染的肺炎中佔20％，而院內感染中佔15％～80％，病死率可達50％以上。病原菌主要有大腸桿菌、變形桿菌、銅綠假單胞菌、克雷白肺炎桿菌等。可分為：①社會獲得性肺炎，多為原發肺炎；②醫院獲得性肺炎，多為由吸入咽部分泌物所致（內源性感染），從空氣飛沫傳播者（外源性感染）少見。

3支原體肺炎：支原體肺炎在老年肺部感染中占20％，起病隱匿，主要臨床表現為刺激性乾咳，不規則發熱、頭痛、胸悶、噁心；胸部X光線片下部炎症，呈斑片或點狀陰影，多形性，右肺多於左肺，可有少量胸水。臨床上難以與病毒或輕度細菌性感染區別，誤診率高達55％。因此有以下情況：①有類似病毒感染的臨床表現，經抗生素（紅黴素、四環素除外）治療效果不佳者；②病性與胸片病灶不相稱（即胸片炎性病灶明顯，而症狀不重）者；③肺下部炎症並有少量胸水，難以結核解釋者。應進一步做血清支原體抗體檢查，血清特異性補體結合試驗（＋）1:40～1:80，冷凝試驗（＋），有助於診斷。

4終末期肺炎：是指患者臨終前發生的肺炎，常繼發於其他疾病的晚期，與一般肺炎不盡相同，病理資料

高達30%～ 60%。目前尚未列入獨立疾病。早期往往無明顯體徵，隨病情加重可有以下特點：①不能用原發病解釋的發熱或寒戰；②出現呼吸困難或發紺與原發病不相稱；③不能用原發病或其他原因解釋的低血壓、休克或昏迷加重；④膿血症；多發性皮疹或膿皰疹；⑤肺部呼吸音減弱或消失，濕性囉音不受體位改變而變化者。

5 醫院獲得性肺炎：是指在住院期間由細菌、真菌、支原體、病毒或原蟲等引起的肺部炎症。在老年人中的發生率明顯高於年輕人，發病率達0.5%～ 15%，佔醫院內各種感染的1 ～ 3倍。主要病原菌以革蘭陰性桿菌最多見，佔68%～ 80%，其中又以肺炎桿菌、銅綠假單胞菌、大腸桿菌、克雷白桿菌常見。革蘭陽性球菌佔24%，真菌約佔5%。

第二節：老年肺炎疾病病因

肺炎對老年人的危害是極大的，通常引起老年人肺炎的因素主要有以下幾個。

1 革蘭陰性桿菌多見：在20世紀50年代，肺炎鏈球菌是肺炎的主要致病菌（90%）。但隨著青黴素及部分合成青黴素的問世，減少了該菌種肺炎的患病率和危害性。近十多年來，革蘭陰性桿菌感染明顯增

多（82％），多為大腸桿菌、克雷白桿菌、銅綠假單胞菌、流感桿菌等。儘管新型抗生素不斷問世，但目前仍沒有改變這種趨勢。

2呼吸道條件致病菌感染逐漸增多：老年人由於機體抵抗力降低，口咽部的常存菌（真菌、厭氧菌等）可引起肺炎。口咽部正常菌叢中厭氧菌比需氧菌多10～20倍，肺炎的1/3～1/2為厭氧菌感染，由於常規培養不能生長，易被忽視，在送檢標本時應做常規厭氧菌培養。口咽部革蘭陰性桿菌居住與否，與機體健康狀況有關。正常人口咽部革蘭陰性桿菌僅佔2％，門診患者約佔20％，住院患者30％～40％，危重患者高達75％。這可能是造成老年人革蘭陰性桿菌肺炎的主要原因。

3混合感染多見：老年人由於免疫功能低下，常表現為多種病原體所致的混合感染。如細菌加病毒、細菌加真菌、需氧菌加厭氧菌等。

4耐藥菌增多：

由於抗生素的大量及廣泛使用，造成致病微生物的基因發生改變而產生耐藥，其中以革蘭陰性桿菌最為突出。

第三節：老年肺炎的預防保健工作

肺炎已成為80歲以上老人死亡的第一病因。由於老

年人心、肺、腎等重要臟器功能衰退，免疫功能低下，極易患呼吸道感染繼發肺炎。如果有高血壓、高血脂、糖尿病、心臟病等慢性病，心、腎功能衰退速度明顯加快，不及中年人的一半，甚至 1/3。在這種情況下，一旦有風吹草動，感染了肺炎，便可迅速出現心力衰竭。所以，老年性肺炎病死率極高。

值得注意的是，由於老年人全身反應能力差，肺炎常無典型症狀，發病比較隱蔽，一般沒有發熱、咳嗽、胸痛、畏寒等肺炎的主要症狀，因而使診斷困難。

因此，專家強調，老年性肺炎的發現和診斷非常重要，這需要患者，特別是患者家屬多瞭解老年性肺炎的常識，另一方面，醫生的明確診斷要以 X 光線胸片為主要依據。

預防老年性肺炎很關鍵。冬季是老年性肺炎發病率最高的季節，所以老年人要注意防寒保暖，預防受涼感冒。如患了上呼吸道感染，要及時徹底地進行抗感染治療，以防發展成肺炎。患慢性病，尤其是合併呼吸道疾病的老人，要積極治療，還可以定期注射肺炎疫苗。晚上睡覺前，用熱水泡手和腳約 10 分鐘，使之溫熱充血，這樣能透過神經反射使上呼吸道、鼻咽部毛細血管擴張，血流增加，局部抵抗力增強。

在日常生活中，堅持進行適當的體育鍛鍊，以增強耐寒及抗病能力。身體的抵抗力與營養密切相關，故應加強營養，在飲食上要選擇高蛋白、高碳水化合物的低脂肪食物以及富含維生素 A、維生素 C 的蔬菜水果，如適當多吃些鮮魚、瘦肉、雞及雞蛋、菜花、胡蘿蔔、番茄、蘋果、香蕉、梨等；積極治療慢性氣管炎、鼻炎、鼻竇炎、咽喉炎、牙周炎等疾病，以清除呼吸道感染的隱患；注意居室清潔通風，搞好居室環境衛生，保持空氣清新，根據氣溫變化情況，尤其是早晚間要適當增減衣服，注意腳的保暖，這些措施對防止呼吸道感染有積極的意義。

1 要在力所能及的情況下，積極參加體育鍛鍊，以增強體質，提高耐寒抗病能力。

2 要適當多吃些滋陰潤肺的食品，如梨、百合、木耳、蘿蔔、芝麻等。

3 要注意居室衛生，居室要保持清潔、空氣清新、陽光充足，要注意保暖，以防寒邪侵襲，誘發感冒。

4 每天臨睡前坐在椅上，身軀直立，兩膝自然分開，雙手輕放在大腿上，頭正目閉，全身放鬆，意守丹田，吸氣於胸中，呼氣時從上向下輕拍，約 10 分鐘，然後用手背隨呼吸輕叩背部肺俞穴，此法有清肺利氣之效。

5 要增強呼吸功能，逐漸由胸式呼吸轉為腹式呼吸，即吸氣時鼓起肚子以使膈肌下降、氣沉丹田，動作力求悠而緩，以增強呼吸深度。

第四節：老年性肺炎的飲食療法

肺炎是老年人極易忽視的一種疾病，也是難以馬上發覺的一種疾病。在肺炎的治療上，除了肺炎常用的藥物之外，還可以採用飲食療法，肺炎的飲食療法主要集中在粥療和湯療，下面給老年朋友們介紹幾款治療肺炎的粥和湯。

1 貝母粥：先以米100克和砂糖適量煮粥，待粥成時，調入川貝母粉末5～10克，再煮二三沸即可，上、下午溫熱分食。用於咳嗽咯吐黏痰不爽者。

2 竹瀝粥：米50克煮粥，待粥將成時，兌入竹瀝50～100CC，稍煮即可，早晚或上下午溫熱分食。用於咯吐膿痰或間有神志欠清者。

3 蘇子粥：蘇子15～20克，搗爛如泥，用水煮取濃汁，去渣，入米50～100克，冰糖適量，同煮成粥，早晚溫熱服食。用於咳嗽氣喘者。

4 大蒜粥：紫皮大蒜30克，去皮，將蒜放沸水中煮10分鐘後撈出，然後將米100克，放入煮蒜水中，煮成

稀粥，再將蒜放入粥內，同煮片刻即成，早晚溫熱服食。用於肺炎真菌感染者。

5 山藥粥：乾山藥片45 ～ 60克（或鮮山藥100 ～ 120克），米100 ～ 150克，同煮粥，早晚溫熱服食。用於氣虛痰濁者。

6 銀杏石韋燉冰糖：銀杏20粒，去殼、衣，搗破，與石韋30克同放砂鍋中，加水2碗，煮至1碗，去渣，入冰糖15克，飲服。用於咳嗽、咳痰、氣喘者。

7 川貝雪梨燉豬肺：川貝10克，雪梨2個，豬肺250克。雪梨去皮切塊，豬肺切塊漂去泡沫，與川貝同放入砂鍋內，加冰糖少許，清水適量，慢火熬煮3小時後服食。用於陰虛痰熱者。

8 煮香蕉：鮮香蕉200克，搗爛絞汁煮熟，加食鹽少許調服。具有清熱潤腸作用，適用於老年肺炎、大便乾結患者。

9 雪梨燉黑豆：雪梨1 ～ 2個，黑豆30克。將梨洗淨切片，加水適量，放入黑豆，用小火燉爛，熟後服食。適用於老年性肺炎肺腎虧虛者。

10 燕窩燉銀耳：燕窩6克，銀耳9克，冰糖適量。將燕窩、銀耳用熱水泡發，擇洗乾淨，放入冰糖，隔水燉熟服。適用於老年性肺炎。

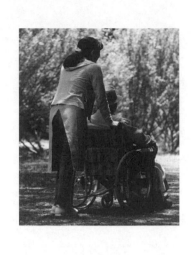

第七章：老年癡呆症的防治

老年癡呆症一般在老年前期和老年期起病，起病隱襲，早期不易被發現，病情逐漸進展。核心症狀為三部分，即：認知功能障礙、日常生活能力降低、精神行為異常。

第七章、老年癡呆症的防治

一、老年癡呆症的病因

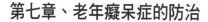

老年癡呆症，又叫阿茲海默病，是一種中樞神經系統變性病，起病隱襲，病程呈慢性進行性，是老年期癡呆最常見的一種類型。主要表現為漸進性記憶障礙、認知功能障礙、人格改變及語言障礙等神經精神症狀，嚴重影響社交、職業與生活功能。老年癡呆症的病因及發病機制尚未闡明，特徵性病理改變為 β 澱粉樣蛋白沉積形成的細胞外老年斑和 Tau 蛋白過度磷酸化形成的神經細胞內神經元纖維纏結以及神經元丟失伴膠質細胞增生等。老年癡呆症病因尚未闡明，研究認為，其發病可能與遺傳和環境因素有關。

1 遺傳因素：

癡呆陽性家族史是老年癡呆症公認的危險因素，提示遺傳因素在老年癡呆症的病因中具有重要作用。流行病學研究顯示，老年癡呆症患者的一級親屬有極大的患病危險性，是一般人的 43 倍，呈常染色體顯性遺傳及多基因遺傳，具有遺傳異質性。目前已發現至少 4 種基因突變與老年癡呆症有關，即：澱粉樣蛋白前體基因，

早老素 1 基因，早老素 2 基因和載脂蛋白基因，分別位於 21、14、1、19 號染色體。前三者已被確認為家族性老年癡呆症的致病基因，apoE 基因與散發性老年癡呆症相關。

　　2環境因素：文化程度低、抽菸、腦外傷、重金屬接觸史等可增加患病風險。據報導老年癡呆症發病前35年內腦外傷史佔15%～20%；飲水鋁含量與癡呆死亡率顯著正相關，且老年癡呆症患者腦組織中鋁水準較高，並發現鋁可導致腦組織神經元纖維纏結和老年斑形成，而長期用雌激素、非類固醇抗炎藥可能有保護作用。

二、老年癡呆症的主要症狀

　　老年癡呆症一般在老年前期和老年期起病，起病隱襲，早期不易被發現，病情逐漸進展。核心症狀為三部分：認知功能障礙、日常生活能力降低、精神行為異常。

　　1認知功能障礙：

　　典型的首發為記憶障礙，早期以近記憶力受損為主，遠記憶力受損較輕，表現為對剛發生的事、剛說過的話不能記憶，忘記熟悉的人名，而對年代久遠的事情記憶相對清楚。早期常被忽略，被認為是老年人愛忘事，但逐漸會影響患者日常生活。同時語言功能逐漸受

損，出現找詞、找名字困難的現象，可出現計算困難、時間地點定向障礙、執行功能下降等。

2精神症狀和行為障礙：

包括抑鬱、焦慮不安、幻覺、妄想和失眠等心理症狀；踱步、攻擊行為、無目的徘徊、坐立不安、行為舉止不得體、尖叫等行為症狀。多數癡呆患者在疾病發展過程中都會出現，發生率為70％～90％，影響患者與照料者生活品質，容易成為癡呆患者住院的主要原因。

3日常生活能力逐漸下降：

表現為完成日常生活和工作越來越困難，吃飯穿衣上廁所也要幫助，簡單的財務問題也不能處理，日常生活需要他人照顧，最後完全不能自理。通常患者從輕度至重度進展需要8～10年。

臨床老年癡呆症的臨床過程大致分為三個階段。

1第一階段（1～3年）：

為輕度癡呆期。表現為記憶減退，對近事遺忘突出；判斷能力下降，患者不能對事件進行分析、思考、判斷，難以處理複雜的問題；工作或家務勞動漫不經心，不能獨立進行購物、處理經濟事務等，社交困難；盡管仍能做些已熟悉的日常工作，但對新的事物卻表現出茫然難解，情感淡漠，偶爾激惹，常有多疑；出現時

間定向障礙，對所處的場所和人物能做出定向，對所處
地理位置定向困難，複雜結構的視空間能力差；言語詞
彙少，命名困難。

2 第二階段（2～10年）：

為中度癡呆期。表現為遠近記憶嚴重受損，簡單結
構的視空間能力下降，時間、地點定向障礙；在處理問
題、辨別事物的相似點和差異點方面有嚴重損害；不能
獨立進行室外活動，在穿衣、個人衛生以及保持個人儀
表方面需要幫助；計算障礙；出現各種神經症狀，可見
失語、失用和失認；情感由淡漠變為急躁不安，常走動
不停，發生尿失禁。

3 第三階段（8～12年）：

為重度癡呆期。嚴重記憶力喪失，僅存片段的記憶；
日常生活不能自理，大小便失禁，呈現緘默、肢體僵直，
查體可見錐體束症陽性，有強握、摸索和吸吮等原始反
射。最終昏迷，一般死於感染等併發症。

三、預防老年癡呆症應該吃什麼

在日常生活中有不少食物具有預防老年癡呆症的功
效，比如說臭豆腐、魚、豆皮等。臭豆腐製成後，營養
成分最顯著的變化是合成了大量維生素B12。每100克

臭豆腐含維生素 B12 有 10 微克左右。缺乏維生素 B12 會加速大腦老化進程，從而引起老年癡呆症。除動物性食物含有較多維生素 B12 外，發酵後的豆製品也可產生大量維生素 B12，尤其是臭豆腐中的含量更高。吃些臭豆腐，對預防老年癡呆症有積極作用。

其次，加拿大科學界發現，常吃魚的人大腦較不易退化，甚至可以改善老年癡呆症的症狀。研究小組針對 7 000 名加拿大多倫多老人做研究，其中 1/4 患有老年癡呆症，結果發現，健康的老人血液中魚脂酸的成分遠高於癡呆症的老人。這種叫作 DHA 的脂肪酸跟 Omega-3 脂肪酸屬性相似，而後者具備防範心臟病的功效。因此，研究人員建議，既然有相當強力的證據顯示吃魚有預防癡呆症和心臟病的好處，大家就應該多吃魚，尤其是高油脂的魚，例如鮭魚、鱒魚和鮪魚。

豆腐皮也具有良好的健腦作用，它能預防老年癡呆症的發生。豆腐皮中穀氨酸含量很高，為其他豆類或動物性食物的 2 ～ 5 倍，而穀氨酸在大腦活動中具有著重要作用。此外，豆腐皮中所含有的磷脂還能降低血液中膽固醇含量，有防止高脂血症、動脈硬化的效果。營養學資料證實，每 100 克豆漿、豆腐、豆腐皮的蛋白質含量分別為 18 克、8.1 克、446 克；而水分含量則是 96 克、

828 克、7.9 克。不難看出，豆腐皮含蛋白質豐富而含水量少，這與它在製作過程中經過烘乾，吸收了其精華，濃縮了豆漿中的營養有關。豆腐皮的營養價值雖高，但有些人如腎炎、腎功能不全者最好少吃，否則會加重病情。糖尿病、酸中毒患者以及痛風患者或正在服用四環素、帕吉林等藥的患者也應慎食。

某醫院一個課題組的研究透露：為什麼老年癡呆症和心血管疾病的發病率女性高於男性？中老年人雌激素減少是其主要原因。這項研究證實，女性老年癡呆症可能與患者體內的雌激素水平下降有關。專家在對摘除卵巢的動物實驗中發現，這些動物因為雌激素水準驟降，很快出現了反應遲鈍的表現。

在補充了雌激素後，動物的認知功能得到相應改善。專家們還發現，雌激素替代療法能夠產生預防老年癡呆症的作用。專家透露，目前發現，植物雌激素對人體雌激素有補充作用，而且副作用很小，開發植物雌激素替代產品將是一個研究方向。

四、生活中怎樣預防老年癡呆症的發生

老年癡呆症的預防要從中年開始做起，因為老年癡呆症如能在癡呆前期或癡呆初期被發現，並在生活上採

取相應措施，持之以恆地做下去，是完全可以控制其發展的，並且可以使其在一定程度上向好的方向轉化。

從近年研究的結果看，預防老年癡呆症發生的主要措施有如下幾個方面。

首先，避免腦動脈硬化及腦血栓等疾病的發生，以防止因腦供血不足而導致老年癡呆症。

動脈硬化是老年癡呆症的主要「敵人」。調節膳食，少吃食鹽，並開展適宜的體育活動，有助於防止動脈硬化。其次，注意智力訓練，勤於動腦，以延緩大腦老化。

研究顯示，常做用腦且有趣的事情，可保持人的頭腦靈敏，鍛鍊腦細胞反應敏捷，而整日無所事事，則患老年癡呆症的比例較高。老年人應保持活力，多用腦，如多看書、多學習新鮮事物；培養業餘愛好，可活躍腦細胞，防止大腦老化；應注意廣泛接觸各方面的人，如和朋友聊天、打麻將、下棋等，都可刺激神經細胞活力。

第二，美國一研究人員提出，有閱讀習慣的人年老之後不易腦力遲鈍或老年癡呆。

亨利·福特健康中心的研究員測量 320 位 66 ~ 90 歲身心健康的老年人的腦部，發現不論男女，多學習，腦髓液就多。受過 16 年教育的老人，腦部周邊的腦髓液體平均比只受 4 年教育的老人多出 8% ~10%，有閱讀習慣的人，不易患失憶或癡呆等病。

第三，加強精神調養。

人們常說：「笑一笑，十年少」，注意保持樂觀情緒，也就是說，要寧靜無懼，恬淡虛無，與世無爭，知足常樂，清心寡欲。做到外不受物欲的誘惑，內不存情感的激擾，這樣才能有助於健康不衰。良好的人際關係對預防老年癡呆症也極為重要。

因此，老年人要注意維持人際關係，避免長期陷入憂鬱狀態。因為憂鬱是老年人患癡呆症的危險因素，因此要避免精神刺激，以防止大腦組織功能的損害；另外，維持家庭和睦可以保持心情愉快，能增強抗病能力。最後，老年人的起居飲食要有規律。一般應早睡早起，定時進食，定時排便，保持大便的通暢對於預防老年癡呆症的發生有積極意義。

在膳食上，強調做到「三定、三高、三低和兩戒」，「三定」即定時、定量、定質；「三高」即高蛋白質、高不飽和脂肪酸、高維生素；「三低」即低脂肪、低熱量、低鹽；「兩戒」即戒菸、戒酒。

老年人應多補充有益的礦物質及微量元素，缺乏必需的微量元素（如鋅等），可致大腦供血不足，引起血管病變。適當補充維生素 E，可以增強記憶力，也有助於預防老年癡呆。

　　另外，老年人要多吃魚。荷蘭科學家對 5000 名 55 歲以上的老年人進行的研究顯示，經常吃魚的老年人患老年癡呆症的機率只是不吃魚老年人的 0.4 倍。

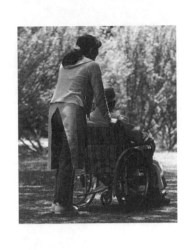

第八章、老年人痔瘡的防治

老年人痔瘡要不要手術得看病情，選擇手術方式很關鍵。痔瘡的發病情況是隨著年齡的增長而增加的，老人患有便祕的比例也比其他人群高，而且由於肛門直腸部的神經以及血管等都處於減退的鬆弛狀態，也容易引起痔瘡的發生。

一、痔瘡疾病的症狀與危害

人體直腸末端黏膜下和肛管皮膚下靜脈叢發生擴張和屈曲所形成的柔軟靜脈團，稱為痔，又名痔瘡、痔核、痔病、痔疾等。醫學所指痔瘡包括內痔、外痔、混合痔，是肛門直腸底部及肛門黏膜的靜脈叢發生曲張而形成的一個或多個柔軟靜脈團的一種慢性疾病。痔瘡的症狀主要包括以下幾個方面。

1大便出血：無痛性、間歇性便後有鮮紅色血是其特點，也是內痔或混合痔早期常見症狀。出血一般發生在便前或者便後，有單純的便血，可與大便混合而下。血色鮮紅，出血時呈噴射狀、點滴狀、擦拭帶血等。

2大便疼痛：大便時出血肛周疼痛現象。因為肛周的神經系統比較發達和敏銳，受到刺激後很容易發生疼痛。一般表現為輕微疼痛、刺痛、灼痛、脹痛等。

3直腸墜痛：肛門直腸墜痛主要是外痔的症狀。如果內痔被感染、嵌頓，出現絞窄性壞死，這樣會導致劇烈墜痛。輕者有脹滿下墜感，重者則會出現重墜痛苦。

4腫物脫出：肛門內部出現腫物脫出，主要中晚期內痔的症狀。隨著內痔痔核的不斷增大，使黏膜及黏膜

下層與肛層分離，排便時，內痔結節可下降到齒狀線以下，游離於肛管之外，經肛門脫出。輕者只有在排便時才會脫出肛外，重者在咳嗽、壓腹、用力下蹲時脫出。

5流分泌物：肛門流出分泌物。主要由瘡口溢出，也會由肛門內排出，或由肛周的肌膚溢出。直腸黏膜長期受痔的刺激，引起分泌物增多；晚期內痔，因肛門括約肌鬆弛，常有分泌物由肛門流出。輕者大便時流出，重者不排便時也自然流出。

6肛門瘙癢：肛門及肛周肌膚出血瘙癢症狀。主要是由於肛門分泌物、脫出痔核及周圍皮膚受到了刺激，皮膚終日潮濕，從而產生瘙癢，導致濕疹和瘙癢的發生。

7痔瘡久拖不治：可以造成痔核脫出形成嵌頓，加重疼痛和病情，其次是肛門感染，一旦形成痔瘡出血症狀，細菌、毒素、膿栓極易侵入血液引發膿毒敗血症等。此外由於痔塊脫出導致括約肌鬆弛，黏液流出肛門外長期刺激周圍皮膚，易導致瘙癢及皮膚濕疹。

8貧血：痔瘡病發導致人體內的鐵元素不斷丟失，若長期便血，丟失大量的鐵，使體內含鐵總量低於正常，能引起缺鐵性貧血。缺鐵性貧血早期可以沒有症狀或症狀輕微，貧血較重或進展較快時，則會出現面色蒼

白、倦怠乏力、食欲不振、心悸、心率加快和體力活動後氣促、水腫等，一些患者可出現神經系統症狀如易激動、亢奮、煩躁等。

9嵌頓：痔瘡的另一個主要症狀是內痔脫出，脫出於肛門外的內痔受到括約肌的夾持，靜脈回流受阻而動脈血仍不斷輸入，使痔核體積增大直至動脈血管被壓閉，血栓形成出現痔核，變硬疼痛難以送回肛門內。

10壞死：痔核嵌頓於肛門外，由於一系列的病理改變使局部代謝產物積聚，進一步加重了肛門局部水腫，加重了痔核的嵌頓。這是一種惡性循環，所以內痔嵌頓日久必然出現壞死，此時的壞死常局限在痔核的黏膜部分，但亦有侵犯人體其他部分的情況。

11感染：痔核嵌頓後，多有不同程度的感染患者出現裡急後重、肛門墜脹感明顯等症狀，此時感染多局限在肛門局部，如果強力重定容易使感染擴散，引起黏膜下肛周或坐骨直腸窩膿腫。

二、老年人痔瘡到底能不能做手術

老年人痔瘡要不要手術得看病情，選擇手術方式很關鍵。痔瘡的發病情況是隨著年齡的增長而增加的，老人患有便祕的比例也比其他人群高，而且由於肛門直腸

部的神經以及血管等都處於減退的鬆弛狀態，也容易引起痔瘡的發生。然而，很多老年痔瘡患者，因為一味顧忌手術風險，導致了治療時機喪失、拖延和病情加重。痔瘡對於中老年人的危害極大，這是因為痔瘡直接扼住人的「出口」，給排便帶來障礙。痔瘡嚴重時，脫出肛門，拖延之下形成血栓，出現痔核變硬、疼痛，難以送回肛內，形成嵌頓性痔。若不及時治療，嵌頓的痔核出現壞死，嚴重者導致膿毒血症。長期慢性便血，久而久之勢必造成重度貧血，並誘發各種疾病。

在臨床醫學研究中，中老年人患痔瘡、便祕等肛腸病將會直接或間接誘發或加重冠心病、高血壓、糖尿病等。便祕引發的腸道不適還會使老年人難以吸收營養，長期不排便使毒素在體內，導致骨質疏鬆和老年癡呆。

老人痔瘡的特點也非常明顯，一是易於加重，併發內痔脫出、嵌頓、出血及血栓等；二是老人常常併有多種慢性病，例如高血壓、慢性氣管炎和糖尿病等；三是很少為單純的內痔，大多都是混合痔，並且外痔的部分多為皮贅樣的結締組織增生和靜脈曲張。老年人普遍體弱，許多人還併有一些心腦血管疾病，因此，高齡或併有心腦血管疾病的痔瘡患者，都希望盡量避免手術、麻醉等刺激，擔心手術對身體的損傷。對於老年痔瘡患者，

不論其病因、病程有多長，一般主張以痔瘡的輕重程度來對待。病情較重者應手術治療，而較輕者則應採用藥物療法來進行治療。一味地顧忌手術風險是錯誤的，有沒必要手術、怎麼手術，都需要醫生針對病情來確定。

三、老年人痔瘡的預防

老年防痔：首先要多運動。從事一些健身運動，防止痔瘡形成。尤其是每天做提肛運動，進行地肛門收縮，能夠有效防止痔瘡的發作。其次要保持健康飲食。老年人要少吃辛辣刺激性食物，嚴禁過度飲酒，多吃富含膳食纖維的食品，如蔬菜、水果、粗糧、豆類等食物，能夠促進腸道蠕動，防治便祕。再次保持肛門清潔，形成有規律排便。多使用溫水清洗肛門部位。保持肛門部位的血液流通，活血化瘀，消腫止癢。

一些特製的坐浴盆免下蹲，方便老年人使用，不會因下蹲使痔瘡更嚴重，可避免老年人下蹲摔倒，引發腦中風等疾病。每日形成有規律的排便時間點，最好一天兩次，一般選擇在晨起排便或餐後排便。感到肛門不適要及時檢查。對於老年人來說，肛腸疾病早發現早治療最為有利，因而在發現痔瘡症狀時，應及早到正規醫院進行檢查，以免耽誤了治療時機。及時治療腸道慢性疾病，如便祕、腹瀉、痢疾、腸炎等。

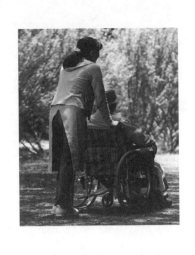

第九章、老年人便祕的防治

年人便祕是指排便次數減少，同時排便困難，糞便乾結。正常人每天排便1～2次，或2～3天排便1次，便祕患者每週排便少於2次，並且排便費力，糞質硬結量少。

第九章、老年人便祕的防治

一老年人便祕的成因
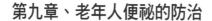

　　老年人便祕是指排便次數減少，同時排便困難，糞便乾結。正常人每天排便 1 ～ 2 次，或 2 ～ 3 天排便 1 次，便祕患者每週排便少於 2 次，並且排便費力，糞質硬結量少。便祕是老年人常見的症狀，約 1/3 的老年人出現便祕，嚴重影響老年人的生活品質。老年人便祕的原因主要有以下幾個。

　　1 年齡：老年人便祕的患病率較青壯年明顯增高，主要是由於隨著年齡增加，老年人的食量和體力活動明顯減少，胃腸道分泌消化液減少，腸管的張力和蠕動減弱，腹腔及盆底肌肉乏力，肛門內外括約肌減弱，胃結腸反射減弱，直腸敏感性下降，使食物在腸內停留過久，水分過度吸收引起便祕；此外，高年老人常因老年癡呆症或精神憂鬱症而失去排便反射，引起便祕。

　　2 不良生活習慣：①飲食因素。老年人牙齒脫落，喜吃低渣精細的食物或少數患者圖方便省事，飲食簡單，缺少粗纖維，使糞便體積縮小，黏滯度增加，在腸

內運動減慢，水分過度吸收而致便祕。此外，老年人由於進食少，食物含熱量低，胃透過時間減慢，亦可引起便祕。有報導顯示，胃結腸反射與進食的量有關，1000卡膳食可刺激結腸運動，350卡則無此作用。脂肪是刺激反射的主要食物，蛋白質則無此作用。②排便習慣。有些老年人沒有養成定時排便的習慣，常常忽視正常的便意，致使排便反射受到抑制而引起便祕。③活動減少：老年人由於某些疾病和肥胖因素，致使活動減少，特別是因病臥床乘坐輪椅的患者，因缺少運動性刺激以推動糞便的運動，往往易患便祕。

3精神心理因素：患抑鬱、焦慮、強迫觀念及行為等心理障礙者易出現便祕。

4腸道病變：腸道的病變有炎症性腸病，腫瘤、疝、直腸脫垂等，此類病變導致功能性出口梗阻引起排便障礙。

5全身性病變：全身性疾病有糖尿病、尿毒癥、腦血管意外、帕金森病等。

6醫源性（濫用瀉藥）病變：由於長期適用瀉劑，尤其是刺激性瀉劑，可因損傷結、直腸肌而產生導瀉作用，造成腸道黏膜神經的損害，降低腸道肌肉張力，反而導致嚴重便祕。此外，引起便祕的其他藥物還有如鴉

片類鎮痛藥、抗膽鹼類藥、抗抑鬱藥、鈣離子拮抗劑、利尿劑等。

中醫認為便祕是「陰之厥，則腹脹滿，後不利。」（《黃帝內經》），便祕有「陰結」「陽結」「脾約」之稱（《傷寒論》）。應「以藥滑之」，而不可「妄以峻利藥逐之」（朱丹溪）。後人將便祕總結為熱秘、氣祕、虛祕、冷祕四類。中醫認為便祕病因及病機如下。

7氣血不足：因年老體虛，脾胃功能不足，氣血生化無源，氣虛則大腸傳導無力，血虛則津液枯竭，大腸失去濡潤，而形成便祕。

8陽虛寒凝：老年人年高體弱，陽氣不足，則陰寒內生，凝滯腸胃，致陽氣不運，津液不行，腸道傳導無力，形成便祕。

9陰液不足：老年體弱或久病，或服用瀉下藥物過多，導致津液大傷，腸道乾枯，大便燥結難下。

10氣機鬱滯：老年之人，多憂善慮或久坐少動，致氣機鬱滯，腑氣不通，糟粕內停而致便祕。

11腸胃積熱：

老人素體陽盛，或飲酒過度，或過食辛辣厚味，致腸胃積熱，或熱病之後，餘熱未盡，耗傷津液，使腸道失於濡潤而致便祕。

二、老年人便祕的治療

老年人便祕的治療主要分為非藥物治療和藥物治療。

1 非藥物治療

要防止或避免老年人使用引起便祕的藥品，不濫用瀉藥；每天至少飲水 1500CC。多吃含粗纖維的糧食及蔬菜、果瓜豆類食物；堅持耐力鍛鍊，每天至少走 2 個公共車站路程；積極治療全身性及肛周疾病。對 60 歲以上老年人的調查證實，年老體弱極少行走者便祕的發生率佔 15.4％，而堅持鍛鍊者便祕的發生率為 0.21％，因此應鼓勵患者參加力所能及的運動，如散步、走路或每日雙手按摩腹部肌肉數次，以增強胃腸蠕動能力。對長期臥床患者應勤翻身，並進行環形按摩腹部或熱敷。

其次，要培養良好的排便習慣，進行健康教育，幫助患者建立正常的排便行為。可練習每晨排便一次，即使無便意，亦可稍等，以形成條件反射。同時，要營造安靜、舒適的環境及選擇坐式便器。

老年人要樹立良好的飲食習慣。老年人應多吃含粗纖維的糧食和蔬菜、瓜果、豆類食物。多飲水，尤其是

每日晨起或飯前飲一杯溫開水，可有效預防便祕。此外，應食用一些具有潤腸通便作用的食物，如黑芝麻、蜂蜜、香蕉等。補充腸道裡的益生菌也極為重要，腸道不好，其實就是腸道裡的菌群不平衡，而我們可以透過直接補充活菌和活菌體內繁殖兩種方式。不過活性菌服用得太多，可能會對先天免疫功能障礙的人產生不良作用，比如活菌侵入血液引起菌血症等，所以最好選用益生元刺激腸道裡益生菌的繁殖，抑制有害菌的生長。

2 藥物治療

(1) 鹽性輕瀉劑：如硫酸鎂、磷酸鈉由於滲透壓的作用會很快增加糞便中水分的含量，半小時後即可產生突發性水瀉。此類瀉劑可引起水電解質紊亂，不宜長期使用。對有糞便嵌塞者可灌腸排除糞便，有腎功能不全者不宜使用含鎂製劑。

(2) 潤滑劑：液狀石蠟能軟化糞便，可以口服或灌腸。適宜於老年人心肌梗塞後或肛周疾病手術後避免費力排便，對藥物性便祕無效。長期使用會影響脂溶性維生素 A、維生素 D、維生素 E、維生素 K 之吸收，餐間服用較合適，避免睡前服用，以免吸入肺內引起脂性肺炎。

(3) 刺激性瀉劑：此類藥物有酚酞、番瀉葉、大黃碳酸氫鈉（大黃蘇打）。它們可刺激結腸蠕動，6 ～ 12

小時即有排便作用，但會產生腹痛、水電解質紊亂等不良反應。長期使用可喪失蛋白質而軟弱無力，因損害直腸肌間神經叢而形成導瀉。此類製劑含有蒽醌，長期攝取後在結腸黏膜下有黑色素沉積，形成所謂的結腸黑變病。

(4) 高滲性瀉劑：如山梨醇乳果糖溶液是含不被吸收糖類的電解質混合液。乳果糖是一種合成的雙糖，由一分子果糖與一分子半乳糖組成，人體內不含有能將它水解為單糖的酶。因此，乳果糖口服後能完整地透過胃腸道到達結腸，並分解為單糖，隨後分解為低分子量的有機酸，增加腸腔的滲透壓和酸度，從而易於排便。乳果糖（杜秘克）口服即有排便功效。

(5) 容積性瀉劑：如金谷纖維王美特瀉因含有高分子的纖維素和纖維素衍生物，它們具有親水和吸水膨脹的特點，可使糞便的水分及體積增加，促進結腸蠕動。此類瀉劑更適宜用於低渣飲食的老年人，不但通便，還能控制血脂、血糖，預防結腸癌的發生。在服用時必須同時飲 240CC 水或果汁，以免膨脹後凝膠物堵塞腸腔而發生腸梗阻。

(6) 便通膠囊：系純中藥製劑，具有健脾益腎、潤腸通便的功能。本品用量小，通便作用可靠，具有「通而

不瀉，補不滯塞」的特色，每次 2～4 粒，2～3 次／天，1～2 天即可通便，通便後改為 1 次／天，每次 1～2 粒。

(7) 綜合序貫療法：對於習慣性便祕，在訓練定時排便前，宜先清腸，即用生理鹽水灌腸清潔腸道 2 次／天，共 3 天。清腸後檢查腹部並攝腹部平片，確定腸內已無糞便嵌塞，清腸後可給液狀石蠟。同時鼓勵患者早餐後解便，如仍不排便，還可鼓勵晚餐後再次解便，使患者漸漸恢復正常排便習慣。一旦餐後排便有規律地發生，且達到 2～3 個月以上可逐漸停用液狀石蠟或乳果糖。在以上過程中，如有 2～3 天不解便仍要清腸，以免再次發生糞便嵌塞。文獻報導，這種透過清腸、服用輕瀉劑並訓練排便習慣的方法治療習慣性便祕，其成功率可達到 70%～80%，但不少會復發。

(8) 生物回饋處理：

已有較多文獻報導採用生物回饋的措施，其通便的成功率可達 75%～90%。回饋治療法是將特製的肛門直腸測壓器插入肛門內，該儀器還安置有一個可觀察的顯示器，可獲得許多資訊，包括肛門括約肌的壓力、直腸順應性、肛直腸處的感覺敏感性，使患者自己感到何時可有排便反應，然後再次嘗試這種反應，啟發排便感覺，達到排除糞便的目的。

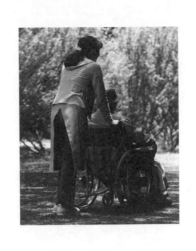

第十章、老年人二便失禁的防治

第一節：老年人大便失禁的防治

第二節：老年人尿失禁的防治

大便失禁或稱肛門失禁（是指每天至少2次或2次以上不隨意控制的排便和排氣）。它是一種由各種原因引起的具有多種病理生理基礎的臨床症狀。

第十章、老年人二便失禁的防治

第一節：老年人大便失禁的防治

大便失禁或稱肛門失禁（是指每天至少 2 次或 2 次以上不隨意控制的排便和排氣）。它是一種由各種原因引起的具有多種病理生理基礎的臨床症狀。老年人的發生率約為 1%，老年住院患者較多見。一般女性多於男性。老年人大便失禁的處理應高度重視個體化治療，對不同原因引起的大便失禁應採取不同的治療措施。老年人通常表現為輕度的大便失禁，大多數患者可透過內科保守治療得到滿意的療效。大便失禁的臨床治療包括內科治療、生物回饋治療和外科手術治療。

一、內科治療

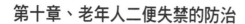

1 調整飲食和生活習慣：

避免大量飲食、食用粗糙和有刺激性的飲食。對固體性糞便失禁每天飯後按時 油灌腸和鼓勵患者多活動是有利的。

2 清潔局部：

保持會陰部清潔乾燥，便後坐浴。大便過頻時應洗

腸，有濕疹時予鋅霜外用。

3 清除糞塊嵌塞：

對糞便嵌頓者須及時清除，單純洗腸不能奏效者應戴手套用手將直腸內幹粗的糞塊分割後再灌腸排出。清除糞塊嵌塞的目的不僅是緩解嵌塞，更主要的是防止復發，不能完全清除結腸內的糞塊是復發的最常見原因。為避免復發，這類患者應定期灌腸，適當增加液體和纖維素性飲食，鼓勵多運動，必要可按便祕加用藥物治療。總之，要保持直腸空虛、清潔。

4 應用止瀉劑：

對全結腸切除術後或腹瀉患者，可予地芬諾酯、鹼式碳酸鉍等治療。

5 針灸：

對末梢神經損傷所致的大便失禁患者，可行針灸治療，如選擇長強、百會、承山等穴位。

二、生物回饋治療

近年來該法已被用於大便失禁，成功率為 70％～80％。對於肛門外括約肌尚有一定支配的特發性大便失禁患者有一定的療效。方法是將一個球囊放入患者的直腸，球囊的壓力結果讓患者看到。當球囊充氣達一定的

體積時，患者應該感覺到直腸的膨脹感並根據球囊壓力的變化用力做縮肛動作，患者根據所看到的球囊壓力變化就做 1 次縮肛動作，每天堅持這種回饋訓練，在患者能夠感覺球囊對直腸膨脹的前提下，球囊的充氣量逐漸減少，直至患者能夠建立正常的肛門直腸諧調運動。對特發性大便失禁患者進行生物回饋訓練的先決條件是患者的肛門外括約肌尚存一些神經支配，直腸尚有一定感覺能力，對那些完全失去神經支配的患者，這種訓練的結果令人失望。生物回饋訓練是一種價值低廉、見效迅速、安全的治療方法。

三、手術治療

1 手術治療的原則：

手術應力求恢復肛門直腸和括約肌的正常解剖及生理狀態，括約肌功能恢復有賴於：①將直腸恢復成一個足夠大而能擴張的容量，並恢復其順應性；②修補、加強或重建內外括約肌結構。手術時，解剖層次力求清楚。對感覺性失禁，則實行皮膚的移植或移位術。術後要重視功能鍛鍊，使排便功能易於恢復。

2 手術治療方法選擇：

手術方法的選擇包括對原發病的治療和對大便失禁的治療兩個方面。如直腸脫垂繼發的大便失禁先採用注射療法，直腸黏膜瘢痕支援固定；或經腹懸吊等若因肛門外括約肌損傷引起，如 3 ～ 4 度的產傷及廣泛的漏管切除術，延遲修補成功的機會較高，括約肌成形術及重建會陰是較常用的術式，成功率達 80％左右；在合併括約肌神經損傷時，療效較差。對括約肌損傷或合併盆底神經損傷患者做括約肌成形術時，可增加肛後修補，能提高療效。神經性大便失禁無滿意的治療方法，保守的治療方法對 40％患者有效，外科治療有時可能取得成功，最常用方法是肛後修補術，60％～ 90％行此手術的患者可得到改善，但僅有 24％～ 58％患者在術後 6 ～ 12 個月能節制大便。一些資料證實，盆底前後壁聯合修補術能提高療效，透過移植肌條可重建肛門。原發病治癒肛門失禁可能隨之消失或好轉。

第二節：老年人尿失禁的防治

一、老年人尿失禁的原因和症狀

　　尿失禁即膀胱內的尿不能控制而自行流出。尿失禁可發生於各年齡組的患者，但以老年人更為常見。老年

人尿失禁的原因主要來自以下幾個方面。

1 中樞神經系統疾患：如腦血管意外、腦萎縮、腦脊髓腫瘤、側索硬化等引起的神經源性膀胱。

2 手術：

如前列腺切除術、膀胱頸部手術、直腸癌根治術、子宮頸癌根治術、腹主動脈瘤手術等，損傷膀胱及括約肌的運動或感覺神經。

3 尿瀦留：

前列腺增生、膀胱頸攣縮、尿道狹窄等引起的尿瀦留。

4 不穩定性膀胱：

膀胱腫瘤、結石、炎症、異物等引起的不穩定性膀胱。

5 婦女停經期後：

雌激素缺乏引起的尿道壁和盆底肌肉張力減退。

6 分娩損傷：

子宮脫垂、膀胱膨出等引起的括約肌功能減弱。

至於老年人尿失禁的典型症狀，主要表現為以下幾種症狀。

1 急迫性尿失禁：

這種類型的尿失禁包括膀胱不穩定、逼尿肌反射亢進、膀胱痙攣和神經源性膀胱（未抑制膀胱），尿失禁

與逼尿肌收縮未被控制有關。未能抑制逼尿肌收縮的原因有妨礙中樞神經系統控制的神經系統疾病或損傷，如腦血管意外、腦腫瘤、癡呆、帕金森病，多發性硬化或脊髓損傷、尿路感染、糞便嵌頓、前列腺增生症，子宮脫垂和膀胱癌等引起的膀胱或尿道局部炎症或激惹也可產生膀胱功能失調，不良的排尿習慣如頻繁排尿可引起不穩定膀胱，反覆的低容量排尿使膀胱不能容納正常量的尿液，出現尿頻和尿急，典型的急迫性尿失禁發生在膀胱充盈度較高時。

2壓力性尿失禁：

身體運作如咳嗽、噴嚏、顛簸或推舉重物時腹內壓急劇升高後發生不隨意的尿液流出，無逼尿肌收縮時，膀胱內壓升高超過尿道阻力時即發生尿失禁，壓力性尿失禁的缺陷在膀胱流出道（括約肌功能不全），致使尿道阻力不足而尿液漏出。

壓力性尿失禁在女性較為常見，在男性多發生在尿路手術如前列腺切除術後，較為少見，一般認為女性壓力性尿失禁的原因是圍生期造成的盆底支援組織損傷，尿液漏出的確切機制仍有爭論，從解剖結構變化方面的解釋，強調由於盆底組織過度牽拉或損傷使膀胱尿道銳角消失在發病中的作用，膀胱底與尿道呈正常的銳角

時，體力活動期間能將壓力同時傳遞到尿道和膀胱，因而，在膀胱內壓增加時尿道壓力也增加，防止尿液流出，當尿道失去支持，位置改變後，腹壓急劇升高時壓力傳遞到膀胱，而尿道壓力無變化，導致尿失禁，以功能角度來解釋壓力性尿失禁者，認為是未能有意識控制盆底肌肉所致，也就是說在腹內壓一過性升高時尿道遠端括約肌沒能收縮，停經後女性的壓力性尿失禁常併有萎縮性陰道炎。

3 充溢性尿失禁：

當長期充盈的膀胱壓力超過尿道阻力時即出現充溢性尿失禁，其原因可以是無張力（不能收縮）膀胱或膀胱流出道功能性或機械性梗阻，無張力膀胱常由脊髓創傷或糖尿病引起，老年患者膀胱流出道梗阻常由糞便嵌頓引起，便祕的患者約 55.6% 有尿失禁，流出道梗阻的其他原因有前列腺增生、前列腺癌及膀胱括約肌諧調障礙，個別病例屬精神性尿瀦留。

4 功能性尿失禁：

患者能感覺到膀胱充盈，只是由於身體運動、精神狀態及環境等方面的原因，忍不住或有意地排尿。

二、老年人尿失禁的治療

尿失禁是一種疾病，也是一種症狀。對於尿失禁患者應進一步查明其原因，不能只滿足於尿失禁的診斷。根據患者具體情況採取適宜的治療方法，如藥物、手術及功能訓練等，同時應加強對患者的護理，預防併發症。自我鍛鍊是一種簡單易行而有效的治療方法。其方法為：在安靜休息時（坐位或臥位均可），集中自己的意念，有意識地使肛門和會陰的肌肉群一次一次地收縮、舒張，就像解大便時，排出大便後有一次收縮那樣。當肌肉收縮時，自己便會十分清楚地感覺到肛門向上提一下，一放鬆便感覺到肛門恢復到原來的鬆弛狀態。有節律的重複收縮和舒張，使盆底肌群得到鍛鍊。每次可訓練3～5分鐘，每日鍛鍊次數不受限制，只要持之以恆，壓力性尿失禁將能顯著減少，甚至完全消失。

此外，治療老年人尿失禁還有不少偏方，下面就為各位老年朋友推薦幾種。

1老年人尿失禁偏方一：

取新鮮雞蛋2個，枸杞子20克，大棗4枚，共放入砂鍋內加水煎煮。蛋熟後去殼，放回雞蛋再煮片刻，吃蛋喝湯。隔日1次，連服3次即獲顯效。

2老年人尿失禁偏方二：

雞腸一副，洗淨曬乾，炒黃研成粉，用黃酒送服，每次 3 克，每天 3 次，服完即癒。忌薑和辣椒。

3 老年人尿失禁偏方三：

用中藥白芷煎成湯，每日飲用 3 次，堅持飲用可治癒此病。

4 老年人尿失禁偏方四：

豬膀胱 1 個，洗淨，內裝適量大米（一次能吃完為度），白線紮口，蒸熟。不加食鹽和其他任何調料，吃下。治老年人尿失禁。

5 老年人尿失禁偏方五：

黨參 18 克，核桃仁 15 克，加適量水濃煎，飲湯食核桃仁，益氣固腎。這個治療尿失禁偏方對老年人腎虛致小便失禁有顯著療效。

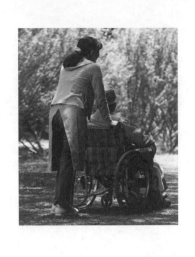

第十一章、是藥三分毒——老年人安全合理用藥

老人生理改變的影響：老年人的各組織器官發生退行性改變、功能老化、適應力減退，影響著藥物在體內吸收、分佈、代謝、排泄的過程；同時，老年人唾液和胃酸分泌減少，胃腸蠕動減慢，影響部分藥物的吸收。

第十一章、是藥三分毒 —— 老年人安全合理用藥

一、老年人用藥的特點

　　老年人多數體弱多病，服藥機會也多。據調查，65歲以上的老年人約有80％患心臟病、高血壓、關節炎和糖尿病等慢性疾病，甚至35％的老人還不止患有一種疾病。可見，患病的老人多，老年病多，吃藥亦多，從而由於服藥對身體造成損害的機會也多。因此老人用藥要十分注意，因其抵抗力相對減弱，用藥要注意安全。老年人用藥之所以具有這些特點，主要是因為下面這些因素的影響。

　　1生理改變的影響：老年人的各組織器官發生退行性改變、功能老化、適應力減退，影響著藥物在體內吸收、分佈、代謝、排泄的過程；同時，老年人唾液和胃酸分泌減少，胃腸蠕動減慢，影響部分藥物的吸收。如鎮靜藥（地西泮等），由於老年人肝臟功能衰退，使部分藥物的代謝率下降、毒副作用增強。抗心律不整藥（如利多卡因等），由於老年人腎臟功能減弱，使藥物經腎排泄的速度減慢，在體內積蓄導致中毒。

　　2心理狀態的影響：老年人記憶力減退，特別是患有老年癡呆或獨居的老年人，容易忘記按時服藥，視

力減弱看不清藥品標籤或說明書上的文字也容易造成用藥錯誤。還有的老年人病情稍有好轉就自作主張中斷治療，或治病心切擅自加大用藥劑量，盲目迷信廣告、偏方、祕方、洋藥、新藥等，均可造成濫用藥物。

3所患疾病的影響：老年人一人多病的現象極為常見，這些疾病往往影響其他藥品的使用。例如，患哮喘的老年患者在治療心律不整時，不可使用普?洛爾；患青光眼的老年患者治療心絞痛時，嚴禁服用硝酸 油。

二、老年人的藥動學特點

老年人由於年紀的原因，在藥物的吸收、分佈、代謝和排泄方面表現出的特點都與年輕人不同。從藥動力學的角度來講，老年人具有以下不同的特徵。

1吸收：老年人胃黏膜萎縮、壁細胞功能減退，胃酸分泌減少，胃酸缺乏隨年老而日漸顯著。胃酸減少使胃液pH升高，可影響某些藥物的溶解與離子化程度，但胃與腸比較，胃的吸收表面積小，胃內藥物貯存時間較短，故藥物吸收量一般較小，因此胃液pH對藥物吸收影響意義不大。不定期：由於胃肌肉萎縮，蠕動減慢，胃排空率降低，故延遲藥物到達小腸的時間。相對而言，固體劑型或易在胃中分解的藥物比溶液、易溶性固體劑型受影響更大。在小腸遠端吸收的藥物或腸溶片

受影響也較明顯。由於老年人腸運動減弱，腸內容物穩定，故藥物與腸道表面接觸時間長，對主動轉運跨膜的藥物吸收完全。胃腸血液隨年齡增大而減少（相當於青年人的50%～60%），使藥物吸收率降低，如阿司匹靈吸收緩慢且吸收量也減少。老年人肌肉中血流也減少，多次肌注易生硬結，肌注藥物吸收率降低，應避免長期肌注。

2分佈：藥物在人體中分佈取決於機體的組成狀況。老年人體內水分減少（主要是細胞內水分），精瘦組織（骨骼肌、肝、腎）減少。一般65歲男性的精瘦組織平均減少12公斤，女性減少5公斤，而老年男性平均增加脂肪組織18%～36%，女性平均增加33%～48%，因此可使地高辛、呱替啶等水溶性藥物分佈到組織中，少數藥物在血中峰濃度高。水溶性藥物隨年老而表觀分佈容積減小，但血藥峰濃度卻升高，易致中毒。相反，地西泮（安定）、苯巴比妥等脂溶性藥物的表觀分佈容積增大，容易在脂肪組織中蓄積，其作用持久而加強，藥物半衰期將顯著延長。老年人血漿蛋白趨於降低，青年血漿白蛋白濃度為41克/升，老年為29克/升，藥物與蛋白結合率比青年人低，有藥理活性的游離型藥物藥量相對增加，生物有效濃度增強。特別當老年

人患營養不良症、嚴重虛弱或消耗性疾病時，其血漿蛋白濃度更低，苯妥英鈉及華法林，如不減少劑量，易產生中毒反應。聯合用藥時，如一種藥物能從血漿蛋白部位置換另一與蛋白結合的藥物，因而引起藥效學上的藥物相互作用。如糖尿病患者同時服用甲苯磺丁脲和磺胺甲惡唑，可致低血糖休克反應。

3 代謝：肝臟是藥物代謝的主要器官，它隨年齡增加而日漸萎縮（青壯年肝為1200～1500克，65～85歲肝臟為650～850克），肝細胞數量減少，肝血流量每年遞減1.5％，肝微粒體酶中氧化與結合代謝均顯著低下，對誘導或抑制肝中藥酶的反應亦隨年老而減弱；故老年人用藥劑量為成人的1/2、2/3或3/4，同時亦可相應地延長給藥間隔時間。

4 排泄：腎臟是主要的藥物排泄器官。老年人腎臟的腎單元減少，有功能的腎絲球數減少，腎絲球和腎小管功能減退，可致腎絲球濾過率減少約50％，腎總血流量減少近一半，導致腎臟濃縮、分泌及重吸收功能降低，藥物清除率降低，因而使主要由腎以原型排出的藥物容易積蓄，藥物半衰期延長。不過老年人藥物半衰期延長與肌酐清除率下降相平行，但也於血清肌酐濃度無相關性。因為老年人肌肉萎縮，內源性肌酐生成量

減少，肌酐清除率即使降低，血清肌酐仍正常，故血清肌酐正常並不表示腎功能正常，應觀察肌酐清除率有無變化來調整給藥方案，這對安全範圍較窄的藥物更為重要。一般負荷劑量不需改變，但要相應減少維持劑量或延長給藥間隙。當老年人有失水、低血壓、心肺衰竭或其他病變時，可進一步損害腎功能，用藥應細心。最好開展血藥濃度監測（TDM），制訂合理的個體化給藥方案。

三、用藥盲點易導致老年人中毒

不管男女老少，用藥一定要謹慎！因為用藥的盲點可以導致藥物中毒。在給老年人服用藥物的時候，劑量不要過大，少用安眠藥。以下藥物盲點會導致老年人中毒。

1 劑量過大引起中毒：

許多老年人患了病，恨不得吃上一兩次藥就把病治好，否則就認為服藥劑量不足，盲目加大劑量服用，誤認為這樣做可以把病「壓」下去，結果疾病非但未癒，反而造成藥物中毒。當出現藥物中毒時自己不知道，誤認為疾病加重，繼續加大藥量。其實，許多疾病有其自身發生發展的規律，疾病好得快慢取決於多種因素，特別是與機體的抗病能力（包括精神狀態、身體免疫狀況）

有著密切關係。患病後從用藥到治癒需要一個過程，切勿隨意超量服用，否則發生藥物中毒在所難免。

2誤服藥物引起中毒：有些藥片顏色一樣，容易混淆。特別是有的藥包在紙包裡，只寫服法，沒有寫明是什麼藥，開始服藥時還記得，日久便忘了，此時只憑印象，最易誤服。還有的人在空藥瓶裡放進另一種藥，卻沒有將藥瓶上的標籤更換，結果「張冠李戴」，服錯了藥。

3安眠藥引起中毒：老年人中有相當一部分人的睡眠依賴於安眠藥，且藥量越用越大，因此安眠藥中毒時有發生。如苯巴比妥、異戊巴比妥、司可巴比妥類中毒，患者初期亢奮、狂躁、驚厥，隨後轉為抑制、嗜睡、神志模糊、口齒不清、矇矓深睡以至深度昏迷等。

4洋地黃引起中毒：洋地黃類藥物主要用於治療充血性心力衰竭，但其治療劑量與中毒劑量十分接近，極易發生中毒。洋地黃中毒時，患者出現頭痛、頭暈、眼花、厭食、噁心、嘔吐、腹瀉以及各種心律不整，如室性期前收縮、陣發性房性心動過速、房室傳導阻滯，有的患者原有心房纖顫，突然心律變得整齊，心電圖呈典型的洋地黃中毒圖形。

5聯合用藥引起中毒：有些老年人認為，服藥品種

越多，作用越大，因而常常不加選擇地同時服用多種藥物。實際上，這樣的服藥方法很容易引起藥物中毒。因為有些藥物合用時有聯合作用或相乘作用，另一些藥物合用有相反作用，不僅減少藥物的療效，反而增加藥物的毒性。例如，阿司匹靈與乙醇同服，有增加腸道出血的危險；麻黃鹼與胍乙啶同服，可引起嚴重高血壓；單胺氧化酶抑制劑與三環抗憂鬱藥合用，可引起痙攣、昏睡、異常高熱、驚厥，甚至死亡。所以，老年人用藥，同服藥物最好不要超過3種。

6鐵劑引起中毒：老年人常因各種原因導致貧血，但有的人誤認為貧血都是缺鐵引起的。因此，盲目服用補鐵藥物，大量食用含鐵豐富的食物或各種補鐵保健品。如長期補充鐵劑或高鐵飲食，會出現慢性鐵負荷過重，引起噁心、嘔吐、腹瀉、昏迷等急性鐵中毒症狀，嚴重者會致人休克、死亡。

四、老年人常用藥物的不良反應

不少老年人經常會有病痛，需要服藥來維持身體健康。但是藥物都是有副作用的，不同藥物具有不同的不良反應呢。對於這些不良反應，老年人有必要認識清楚。

1鎮靜藥：如地西泮、氯氮䓬等易引起神經系統抑制。表現為嗜睡、無力、口齒不清等。長期使用苯二

氮？類藥物可使老年人出現憂鬱症。

2 解熱鎮痛藥：

如阿司匹靈、對乙醯胺基酚，可使發熱老年人出現虛脫。長期使用可導致胃出血。

3 抗高血壓藥：如胍乙啶、利血平易導致憂鬱症。

4 抗心絞痛藥：如硝酸 油可引起頭暈、頭痛、心跳加快，誘發或加重青光眼。硝苯地平可引起面部潮紅、心慌、頭痛等反應。

5 抗心律不整藥：如胺碘酮可引起室性心動過速。美西律可引起眩暈、低血壓、手足震顫、心動過速和房室傳導阻滯。

6 β 受體阻斷劑：如普奈奈洛爾可致心動過緩、心臟停搏，同時還可誘發哮喘，加重心肺衰竭。

7 利尿劑：如夫塞米、氫氯塞秦真可致脫水低血鉀等。

8 胺基糖苷類：抗生素與利尿劑合用可加重耳毒性反應，甚至導致耳聾，同時使腎臟受損。

9 降糖藥：如胰島素等可引起低血糖。

10 強心苷類藥：如地高辛可引起室性收縮、低血鉀房室傳導阻滯。

11 膽鹼藥：如阿托品、苯海素和抗抑鬱藥如丙咪秦

等:可鬆弛老年前列增生患者的膀胱括約肌,導致尿瀦留,阿托品可誘發加重青光眼。

12抗過敏藥:苯海拉明、氯苯那敏等可引起嗜睡、頭暈、口乾等反應。

13腎上腺皮質類藥:如潑尼松、地塞米松等長期使用可致水腫、高血壓,易使感染擴散,也可誘發潰瘍出血。

14維生素及微量元素:如維生素A過量可引起中毒,表現為毛髮脫落、厭食、易激動發怒。維生素E攝入過量會促使靜脈血栓形成。微量元素鋅補充過量可致高脂血症及貧血。硒補充過多,可致慢性中毒,引起噁心、嘔吐、毛髮脫落、指甲異常。

五、老年人的用藥原則

老年人用藥是一件值得注意的大事,一旦用藥不對,可能會極大地傷害老年人的身體。因此,老年人要掌握用藥的一般原則,這樣才能保證用藥的安全。

1用藥個體化原則:由於老年人衰老程度不同,患病史和藥物治療史不同,治療的原則也有所差異,醫生應當根據每位老年人的具體情況量身制定適合的藥物、劑量和給藥途徑。例如,激素類藥物可地松必需在肝臟代謝為氫化可的松才能發揮療效,所以,患有肝臟疾病

的老人不應使用可地松，而應當直接應用氫化可的松。

2 優先治療原則：

老年人常患有多種慢性疾病，為避免同時使用多種藥物，當突發急症時應當確定優先治療的原則。例如，當老年患者患感冒發熱或急性胃腸炎時，應優先治療這些急症，暫停使用降血脂或軟化血管等藥物；又如，老年人突發心腦血管急症時，應暫停慢性胃炎或前列腺肥大的治療。

3 用藥簡單原則：老年人用藥要少而精，盡量減少用藥的種類（一般控制在4種以內），減少合併使用類型、作用、不良反應相似的藥物；適合使用長效製劑，以減少用藥次數。藥物治療要適可而止，不必苛求痊癒。例如，偶發室性早搏患者控制在2～3次/分鐘以內即可。

4 用藥減量原則：由於藥物在老年人體內過程的改變，使老年患者對藥物的敏感性增加，耐受力降低，安全範圍縮小，所以除使用抗生素外，老年人的用藥劑量一般要減少，特別是解熱鎮痛藥、鎮靜催眠藥、麻醉藥等。60～80歲的老人用藥劑量為成年人的3/4～4/5；80歲以上的老人應為成年人的1/2，部分特殊藥品如強心苷類藥品僅為成年人的1/4～1/2。

5飲食調節原則：多數老年人體內蛋白質比例降低，加之疾病、消瘦、貧血等原因均影響著藥物的療效，應當重視食物的營養選擇與搭配。控制飲酒以避免老年人減少維生素B族的攝入；老年性糖尿病患者要注意調節飲食，以保證降血糖藥物的療效。

6人文關懷原則：關懷老年人，特別是關愛患有慢性疾病的老年人對有效地發揮藥物療效至關重要。老年患者容易漏服藥，家人可準備1個小瓶並標注清楚1週內早、中、晚的用藥時間，將1週需用的藥物預先分放好，便於老人服用，也可建立服用藥品的日程表或備忘卡，還應向老年人廣泛宣傳必要的用藥小常識。

7忌濫用解熱鎮痛藥：老年人因骨關節的退行性病變，易患腰腿痛、背痛、關節痛，長期服用解熱鎮痛藥已成習慣。實際上，長期服用該類藥物，害多利少，不宜提倡。如老年人使用解熱鎮痛藥用量大或用藥時間間隔過短，可因大量出汗而引起虛脫。索米痛片則可引起粒細胞減少、腎損害、血紅蛋白變性和嚴重過敏反應。朵朵美辛有時可引起胃腸出血及錐體外系病變等毒副反應，必須引起注意。

8忌大量服瀉藥：老年人因食物過於精細、較少粗纖維，進食進水減少，生理上腸蠕動緩慢、直腸肌肉萎

縮、張力減退，或因精神緊張、疾病等因素致使糞便在腸道內產生硬結、停留時間較長，從而較易發生便祕。老年人長期服用瀉藥，如液狀石蠟等，可引起脂溶性維生素的缺乏，影響鈣、磷的吸收，造成相關缺乏症。為此，老年人便祕，不宜長期服用瀉藥，宜調整膳食，加強鍛鍊，養成定時排便習慣，必要時可應用開塞露等藥物治療，以減輕痛苦。

9忌隨便服用安眠藥：老年人因入睡時間延長，熟睡時間縮短，極易早醒。這是老年人正常生理現象，不必焦慮。如因各種原因，如精神緊張、氣候變化、疾病因素等影響睡眠時，則可服用安眠藥進行必要的治療。老年人因對安眠藥的分解排泄變慢，長期應用可形成依賴性，所以不可濫用，只可偶爾短期應用，且宜減少用量，必須長期應用時，宜不斷更換用藥品種，以減少形成藥物依賴。

10忌濫用抗生素：抗生素一般只對細菌性感染有效。個別抗生素對立克次氏體、衣原體、支原體、螺旋體及真菌有效。抗生素一般對病毒感染無效。即使是細菌性感染，也不是所有抗生素均對之效，故不可濫用。加之老年人身體各系統功能都有不同程度的減退，即使是常用抗生素，如用藥不當，亦可造成不良反應。如青

黴素類藥物，常用者有青黴素克鈉鹽及青黴素克鉀鹽兩種。老年人大量應用青黴素克鈉鹽，會因腎功能減退，而加重心臟負擔，促進或加重心力衰竭；對腎功能不全患者大量應用青黴素克鉀鹽，則會引起高血鉀症，嚴重時可致心臟驟停。氨基糖苷類抗生素，如鏈黴素、慶大黴素、卡那黴素等，老年人應用容易發生蓄積中毒，產生腎毒性及耳毒性損害。老年人常用紅黴素容易出現肝臟損害。氯黴素所致再生障礙性貧血，隨年齡增長而發病率明顯增高。以上資料充分說明，老年人使用抗生素必須特別小心謹慎。

11 合理聯用藥物：由於患多種疾病用藥複雜，或者四處求醫重複用藥，使許多老年患者同時服用4種以上的藥物。這種聯合用藥不良反應的發生率亦隨之增高。據統計，5種藥物合用的不良反應發生率為42％，6～10種為7.4％，11～15種為242％。如紅黴素和阿司匹靈單獨應用時耳毒性不明顯，但合用時毒性增強，可導致患者耳鳴、聽力減弱。

12 眼科用藥：出現副作用時，應及時換藥。

六、老年人避免用激素類藥

腎上腺糖皮質激素（簡稱激素）具有抗炎、抗毒、抗過敏、抗休克作用，臨床作用較廣泛。在一些疾病中，

單用或與其他藥物同時使用，可獲得一定的療效。但決不意味著激素可作為一種特殊藥物不經選擇地任意應用。尤其對老年人疾病，用激素時更應慎重，理由如下。

老年人在增齡過程中可出現骨質疏鬆和器官萎縮等一系列表現，由於骨質疏鬆發生脊柱後凸，站立時，髖和膝部屈曲，身材更顯變短。骨密度降低，女性比男性更明顯。在成人長期大劑量應用皮質激素（如潑尼松、地塞米松等），能促進蛋白質分解和抑制蛋白質合成，造成負氮平衡，使組織水腫和纖維性變，引起肌肉萎縮；並能增加鈣磷代謝和排泄，抑制成骨細胞活動力，減少蛋白質和黏多糖合成，同時刺激甲狀旁腺，使之分泌加強，從而導致溶骨作用，使骨質形成障礙，造成骨質疏鬆和肌病、肌痛。因此，當老年人有生理性老化的骨質疏鬆存在時，加上激素有致骨質疏鬆的作用，常可造成骨折或骨壞死，以及肌萎縮所致的肌無力和疼痛，對於停經期婦女更易發生。

老年人腎重量減輕、皮質變薄、腎竇內脂肪增加、間質纖維化增加。從 25 ～ 80 歲，腎小單位減少 30％～40％，腎絲球透明變性、硬化、基底膜增厚，40 歲以後，腎血流量每 10 年約減少 10％，從 20 ～ 40 歲腎絲球濾過率減少 46％；腎小管也有脂肪變性及透明變性，

重吸收能力降低，濃縮功能中度降低，尿最大比重由青年人的 1032 降至 80 歲的 1024，腎功能降低可導致低血鉀。另外，有很多老年人由於疾病關係而偏食或忌口，都可以影響鉀的攝入和吸收，而激素則可引起水鹽代謝異常，促使原有的血清鉀進一步降低，嚴重時可引起肌無力、癱瘓，還可以引起缺鉀性腎病和心律不整。

　　老年人疾病比較常見的如高血壓、糖尿病、老年性支氣管炎、泌尿系統感染等，在應用激素時都可誘發或加重其病情。激素可引起水鈉瀦留，使原有的高血壓進一步加重；可促進糖原異生，對抗胰島素作用，抑制葡萄糖衝擊時的胰島素分泌，引起血糖升高和糖尿，從而使原有的糖尿病病情惡化；還由於激素的抗炎而不抗菌，並使機體抵抗力降低，促進原有的感染病灶，如結核、化膿病灶等的蔓延和擴散，但又常常不表現顯著症狀，容易造成漏診。

　　因此，對於老年人的疾病，治療時盡量不用激素，在家庭購藥治病時尤應切記這一點。倘若有危及生命的緊急情況，使用激素確有解救作用者，也只可短期用之，一旦危情度過，應立即減量或撤除，以免招致嚴重危害。

七、老年人用藥「五先五後」

　　是藥三分毒，老年人用藥不僅要把握好分寸，也要

掌控好先後順序。

1先取食療，而後用藥。俗話說：「是藥三分毒」，所以，能用食療的先用食療，此乃一舉雙得。例如喝薑片紅糖水可治療風寒性感冒，食療後仍不見效可考慮用理療、按摩、針灸等方法，最後選擇用藥物治療。

2先用中藥，後用西藥。中藥多屬於天然藥物，其毒性及副作用一般比西藥要小，除非是使用西藥確有特效。老年人多患慢性病或有老病根，一般情況下，最好是先服中藥進行調理。

3先以外用，後用內服。

為減少藥物對機體的毒害，能用外用藥治療的疾病，比如皮膚病、牙齦炎、扭傷等可先用外敷藥解毒、消腫，最好不用內服消炎藥。

4先用內服，後用注射。有些中老年人一有病就想注射針劑，以為用注射劑病好得快，其實不然。藥劑透過血流向全身，最後進入心臟，直接危及血管壁和心臟。因此，能用內服藥使疾病緩解的，就不必用注射劑。

5先用老藥，後用新藥。近年來，新藥、特藥不斷湧現，一般地說它們在某一方面有獨特療效，但由於應用時間較短，其缺點和毒副作用尤其是遠期副作用還沒

被人們認識，經不起時間考驗而最終被淘汰的新藥屢見不鮮。因此，中老年人患病時最好先用老藥，確實需要使用新藥、特藥時，也要慎重，特別是對進口藥物尤其要慎重。

八、老年人用藥不能隨便停

對患者來說，服藥、停藥都是有講究的。病好了，是立即停藥還是將剩餘的藥都吃完，這主要取決於疾病的種類，停藥時要從下面幾方面考慮。

1長期服藥停不得：許多疾病，像高血壓、糖尿病、心律不整以及精神病等，目前尚無特效藥，用藥只能治其標而不能治其本，即用藥時症狀可減輕，一旦停藥，症狀又會恢復。這類疾病，大多需長期服藥，甚至要終身服藥，即使病情好轉，也不應自作主張，隨意停服。否則，其症狀會像皮球一樣反彈得比服藥前更厲害。某些疾病，如流行性感冒、病毒性肝炎、扁桃體炎等，目前雖也無特效藥，其用藥的目的不是為了直接治療疾病，而是讓症狀減輕，使身體自身的抵抗力增強來消滅體內的病毒。對這一類疾病，一旦症狀消失，即可立即停藥，長期濫用，不僅是一種負擔，也是一種浪費，更重要的是會給肝臟帶來傷害，產生不良反應。

2緩慢停藥急不得：有些疾病病情複雜，治癒後易

復發，如胃及十二指腸潰瘍、癲癇病、結核病、類風濕關節炎和某些慢性病等，這類疾病用藥治癒後，為鞏固療效，防止復發，一般均需做一段時間的維持治療。以潰瘍病為例，一次治癒後立即停藥，一年內復發率高達80％。故潰瘍病治癒後，仍需做2～4個月，甚至一年半載的維持治療，方能停藥。

3因一般藥物有一定的毒副作用。

若不是疾病本身的需要，當達到預期療效後，應及時停藥。任何疾病的藥物治療均應療程足夠，才能完全消除或抑制病原微生物或致病因數，幫助和促進臟器功能的恢復，達到痊癒。因此，為避免過早停藥導致病原微生物的復活與繁殖，也為避免過晚停藥導致毒副反應和耐藥性，疾病治癒後再用藥1～2天即可停藥。

九、老人補鈣認定「有機鈣」 補鈣藥最好在飯後服用

蓋中鈣、葡萄糖酸鈣、鈣爾奇D⋯⋯面對各種各樣的補鈣藥，很多老人都會跟著廣告走。然而，醫學專家提醒說，老人補鈣最好選擇含有機酸鈣鹽成分的鈣片，即「有機鈣」，因為有機酸鈣鹽更有利於腸胃吸收，適合老年人。

目前出售的補鈣劑主要有無機酸鈣鹽和有機酸鈣

鹽。其中，無機酸鈣鹽包括蓋中鈣、健骨鈣、鈣爾奇 D
等；有機酸鈣鹽多指乳酸鈣、葡萄糖酸鈣等。雖然無機
酸鈣鹽含鈣量高，但其溶解度較低，對胃腸道還有一定
刺激性，對於脾胃功能本來就弱的老人來說，服用後會
出現噁心、胃輕微疼痛等情況。即便如此，多數老人可
能並沒有意識到是補鈣藥出「問題」了，此時如果再服
用治療胃疼的藥，不但症狀沒有緩解，還會影響補鈣效
果。

　　同時，無機酸鈣鹽透過胃酸使鈣離子化才能被吸
收，老年人的胃酸相對較少，服用後吸收率自然不高。
而有機酸鈣鹽的鈣含量較低，不需要很多胃酸就能被吸
收，吸收率較高。

　　那麼，老年人如何才能買到正確的補鈣藥呢？醫學
專家說，購買時一定要看清藥品的成分，碳酸鈣、磷酸
鈣、氯化鈣都屬於無機酸鈣鹽，而乳酸鈣、葡萄糖酸鈣
則是有機酸鈣鹽。

　　需要注意的是，老年人最好在飯後服用補鈣藥。這
是因為，消化道中的食物不但能減輕藥物對胃腸道的刺
激，還能使鈣離子緩慢進入血液，不至於讓血鈣濃度過
高，影響心臟健康。另外，多數老年人心臟、血壓都有
些「小毛病」，需要服用相關藥物，而降壓藥中的利尿

劑和某些治療心律不整的藥，很容易和鈣離子發生不良反應。因此，這些老人不要盲目服用補鈣藥，如果服用應隨時留心自己身體情況，以便盡早採取措施。

此外，維生素 D 是提高鈣離子吸收率的重要因素之一，老人補鈣不能只依靠補鈣藥，還應多曬太陽或口服維生素 D，促進鈣吸收。

十、老人健康長壽不可亂用補藥

由於人類對於補藥的重視，「補」已成為人類生存繁衍的必需品。中醫學總結、累積和流傳下來許多補藥、補劑、補品和補膳，為增進健康、延年益壽發揮了重大作用。隨著社會經濟的發展和人民生活水準的進步，保健、養生、延壽已引起人們的普遍重視，生產滋補品的廠家日益增多，各種補品的銷售量猛增，人參、白木耳等已進入平常百姓家。然而，很多人購買各種補藥，卻並不知道如何科學地進補。

進補得法，增進了健康；進補不得法，反而會損害健康，我們叫作「補病」，輕的停補後適當處理可恢復，重的甚至可危及生命。所以，進補必須根據個人的具體情況進補，身體缺少什麼就補什麼，假如不需要就不必補。一個沒有偏食、胃口正常的人，從飲食中獲得的營養物質即可滿足生理需要。同時，個人的體質、病因、

症狀即使基本相同，進補的藥也可能完全不同，若不分青紅皂白，只要是補藥就行，只會適得其反。

藥補除了要適體、適時補，還要適量。藥物的作用主要靠藥性，都有一定的偏性，進補就是利用藥物的偏性來改善人體的不同偏性。例如，人體偏於熱性，就利用偏於寒性的藥物來糾正，假如用之過多，糾正太過，人體又會偏寒性。即使是屬營養製劑的補藥，只要補夠量，就不能再補，補過了頭，就會影響人體各種營養物質相互間的平衡諧調，從而帶來危害。

所以，藥補一定要適量，要得法，要多問醫生。切不可想當然地進補。人到老年，生理功能逐漸減弱，各種虛症隨之出現，進補可減緩生理功能的下降，推遲衰老的進程，達到長壽之目的。但是，進補一定要根據身體虛的類型來選擇補的方式。例如，氣虛主要表現為體倦力乏，稍饑餓即心慌、氣短、頭暈、出汗，平時易患感冒，宜用補氣健脾之品，可選用人參、黨參、黃耆、大棗、淮山藥、白扁豆、豬肝、牛肚、羊肚、鯽魚、雞肉、驢肉、泥鰍等，像無病的老年人可選用人參、西洋參、枸杞子、杜仲、首烏、冬蟲夏草、靈芝、蜂蜜、胡桃肉、鴿肉等，但是，也應該留意量的適度。

十一、補藥要補得適宜

老年人要根據自己身體的實際狀況來確定是否需用滋補藥。補藥並非人人相宜，不該補的補了，反而增加機體的代謝排泄負擔。如果只是為了強壯身體，那麼可以透過日常飲食去攝取營養。體質過虛的切忌大補，否則「虛不受補」，反而補出亂子來。燥熱內盛、肝陽上亢的老年人，如果大補則會使內熱更盛，引起黏膜微血管出血、咽喉腫痛、腸燥便祕、頭痛目赤等。患有濕熱實證的老年人，如舌苔厚膩、面部水腫或患有老年性心血管病變（如高血壓、高脂血症），不可服用參茸類滋補藥品。中藥是我國傳統的滋補藥品，對於老年人，一些作用溫和的中藥滋補品最為適宜。一般將滋補中藥分為以下幾種類型。

　　1滋補陽虛：陽虛表現為畏寒怕冷、四肢無力、腰膝痠軟、陽痿早洩、大便溏薄、小便頻數等，可選用鹿茸及其製品、三鞭製劑、金匱腎氣丸、壯陽滋補類藥酒等。

　　2滋補氣虛：氣虛表現為氣喘乏力、少言懶語、神疲肢軟、嗜睡眩暈、不思飲食等，可選用人參及其製劑、蜂王漿、補中益氣丸等。

　　3滋補血虛：血虛表現為心神不寧、心悸難眠、神志萎靡、面色無華、指甲蒼白等，可選用阿膠、當歸及

其製劑、十全大補膏、養血歸脾丸、烏雞等。

在服用滋補藥品時，如患感冒、發熱、腹瀉或胃腸不適，則應暫停服用，待病癒之後繼續服用。服藥期間忌生冷、刺激性食物與葷腥油膩，忌飲濃茶、咖啡等。

十二、哪些老人不宜服膠類滋補藥

老人身體比較虛弱，需要適當地進行滋補。老人滋補的方法有很多，有些老人會服用一些膠類滋補藥，如阿膠、鹿角膠等，但是並不是所有老人都適合服用。那麼，哪些老人不宜服膠類滋補藥呢？主要有以下幾種：

1脾胃虛弱、消化不良者：服用阿膠會影響脾胃的消化功能，以致出現食欲不振，脘腹脹滿，甚至噁心、嘔吐等。

2患高黏血症、高脂血症者：阿膠能加重瘀滯，使瘀血更為嚴重。另外，阿膠能使血流速度減慢，促使血管中脂肪微粒沉積在血管壁上，誘發血栓形成。

3患有表證者：

如在此時服用阿膠，容易導致食積，不但不能達到滋補的目的，而且會造成新的病症。因此，一旦外感風寒，應立即停服阿膠。

4腎陰不足、虛火內盛者：表現為形體消瘦、自覺內熱、口燥咽乾、午後潮熱、手足心發熱、夜間盜汗、

兩目乾澀、大便祕結、舌紅苔少。由於鹿角膠偏於補陽，以熱助火，使陰更虛，火更旺，所以有此症者不宜服用，以免加重病情。

5肺中有熱者：

表現為乾咳少痰、痰中帶血，或痰黏稠、口乾舌燥。因鹿角膠藥性偏溫，故不適宜肺中有熱者。

6患胃腸疾病者：

表現為經常胃痛，胃中嘈雜，大便祕結，口臭等，不能服用鹿角膠。

7吐血、便血者：當出血屬陽盛、陰虛內熱所致時，也不能用鹿角膠治療。

十三、牛奶不宜與滋補藥同服

大多數人喜歡早晨吃滋補品和喝牛奶。的確，清晨喝牛奶和食用適當的滋補品能補充人體熱量，使精力倍增，是進補的最佳時機，但有時候牛奶和不恰當的滋補品一起服用，則可能起不到進補作用，甚至對人體有害。

牛奶是富含鈣、磷、鐵以及大量蛋白質、胺基酸、脂肪和多種維生素的營養品。滋補品的有效成分較多：一是糖、多糖及其衍生物；二是蛋白質、多肽與胺基酸；三是有機成分，如人參皂苷、草砒素以及維生素、揮發油、有機酸等；四是微量元素。當牛奶和滋補品同時

食用，牛奶中的鈣、磷、鐵容易和滋補品中的有機物質發生化學反應，生成難溶並穩定的化合物，使牛奶和滋補品的有效成分受到破壞。請看看下面的實例。

1 牛奶＋鈣：老年人和小孩常服用鈣粉，鈣粉並不是人體容易吸收的天然乳鈣，加入牛奶中易使牛奶結塊，影響兩者吸收。

2 牛奶＋紅糖：有人喜歡用紅糖暖胃，活血散寒。如果把紅糖牛奶一起服用，紅糖所含草酸和蘋果酸等有機酸，可能會使牛奶出現沉澱物，不利於牛奶的吸收。

3 牛奶＋補鐵劑補血藥：

當歸富含二價鐵離子，是補血的重要成分，但與牛奶同時服用就可能使鐵離子失去活性，從而失去補血的功效。

4 牛奶＋生物鹼：富含生物鹼的滋補品如各種參類製劑、靈芝提取物等，如果與牛奶同服，其中的生物鹼也易與牛奶發生反應而失去療效，甚至產生過敏反應。

服用上述滋補品時，最好與服用牛奶的時間錯開 1 小時，以利充分發揮兩者的作用。當然，也有一些滋補品可以和牛奶同時服用，如蜂蜜、紅棗、阿膠等，既能使兩者的效用充分發揮，還能給每天喝的牛奶換一種口味，令人心情愉快，易於接受。

十四、老人進補慎喝藥酒

很多老人在冬令進補時會選擇藥酒，因為它的製作、使用和保存十分方便，只需要將中藥材放在白酒裡浸泡一段時間後，即可飲用，而且由於酒精有一定的殺菌作用，所以它可以在密封狀態下存放很長時間。

僅管藥酒有很多優點，但它卻不適合老人飲用。因為藥酒中的中藥含量極其有限，要想發揮它的醫療或保健作用，除非每次能大量飲用或者喝上很長一段時間，而真正到了該藥酒生效的時候，酒精的毒害可能還會出現在它的前面。這是由於按照傳統的作法，用來製藥酒的白酒多是土法釀造的散酒，酒精含量高，雜質多。據測定，市面上的散酒有水、乙醇（酒精）、甲醇、鉛、錳、氫化物等 400 多種成分，一次過量飲用除了會引起酒精的急性中毒外，其中的甲醇會引起失明，鉛和錳會引起重金屬中毒。

長時間飲藥酒，即使每次飲用的量不大，但由於人到老年後肝腎功能會發生不同程度的減退，所以也會出現酒精的慢性蓄積性中毒，它的危害絲毫不比急性中毒低。

醫學研究證明，酒精是高熱量而無營養成分的飲料，長期飲用會造成營養缺乏，如果缺乏維生素 B1 可

引起步態不穩、眼球震顫，甚至精神錯亂，如果缺乏葉酸可引起巨幼細胞性貧血。而且酒精進入人體消化系統後，會刺激黏膜和腺體分泌，引發食管炎、胃炎、急性胰腺炎。

酒精在肝臟內代謝過程中會產生大量的自由基，使得肝細胞膜脂質過氧化，造成肝細胞壞死、肝功能異常，較重者可出現酒精性肝硬化。慢性酒精中毒可以引起酒精性心肌病、心律不整以及心功能不全，還可以是許多嚴重疾患的誘因。在臨床上，長期飲酒可以誘發腦出血、心肌梗塞、胃潰瘍胃出血或穿孔、肝硬化以及肝癌等重大疾病。

另據有關統計，長期飲白酒的老人，白內障、骨質疏鬆症的發病率明顯增高，均為不飲酒者的兩倍以上。酒精能抑制甲狀腺素的有效分泌，從而使腸道對鈣、維生素 D 的吸收率明顯下降，出現急躁、記憶力減退、心肌收縮無力等不良後果。患有支氣管哮喘的老年人，更不能飲用藥酒，因為製酒時使用的漂白防腐劑亞硫酸類物質，在水中容易釋放二氧化硫等有害元素，會引起哮喘發作而加重病情，甚至危及生命。

　　END

國家圖書館出版品預行編目資料

老年人常見疾病防治與用藥安全 / 彭啟
明編著. -- 初版. -- 臺北市：華志文化，
2020.08
　面；　公分. -- (醫學健康館；27)
ISBN 978-986-99130-2-7(平裝)

1.老年醫學

417.7　　　　　　　　109009624

系列／醫學健康館 27
書名／老年人常見疾病防治與用藥安全

K 華志文化事業有限公司

編　　　　著　彭啟明醫師
執　行　編　輯　楊雅婷
美　術　編　輯　簡煜哲
封　面　設　計　王志強
文　字　校　對　陳欣欣
企　劃　執　行　康敏才
總　　編　　輯　黃志中
出　　版　　者　楊凱翔
社　　　　長　華志文化事業有限公司
電　子　信　箱　huachihbook@yahoo.com.tw
電　　　　話　0937075060
地　　　　址　116 台北市文山區興隆路四段九十六巷三弄六號四樓

總　經　銷　商　旭昇圖書有限公司
地　　　　址　235 新北市中和區中山路二段三五二號二樓
電　　　　話　02-22451480
傳　　　　真　02-22451479
郵　政　劃　撥　戶名：旭昇圖書有限公司（帳號：12935041）
書　　　　號　C227

出　版　日　期　西元二〇二〇年九月初版第一刷
本書由上海科技出版社有限公司授權出版發行。
PRINT IN TAIWAN

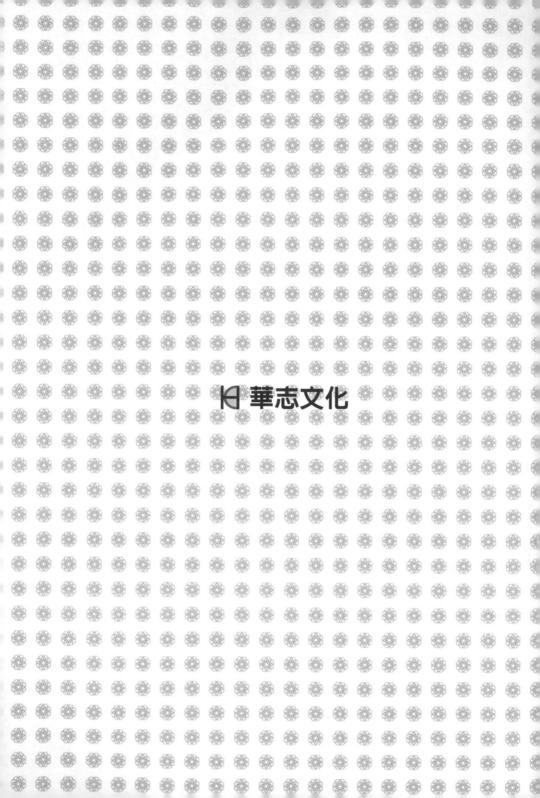